人 体 2

不列颠图解科学丛书

Encyclopædia Britannica, Inc.

中国农业出版社

图书在版编目（CIP）数据

人体.2 / 美国不列颠百科全书公司编著；邢克飞
译.-- 北京：中国农业出版社，2012.9（2016.11重印）
（不列颠图解科学丛书）
ISBN 978-7-109-17014-8

Ⅰ.①人… Ⅱ.①美… ②邢… Ⅲ.①人体—普及读
物 Ⅳ.①R32-49

中国版本图书馆CIP数据核字(2012)第194764号

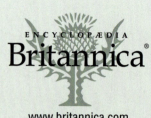

Britannica Illustrated Science Library
Human body II
© 2012 Editorial Sol 90
All rights reserved.

Portions © 2012 Encyclopædia Britannica, Inc.

Photo Credits: Corbis, ESA, Getty Images, Graphic News, NASA, National Geographic, Science Photo Library

Illustrators: Guido Arroyo, Pablo Aschei, Carlos Francisco Bulzomi, Gustavo J. Caironi, Hernán Cañellas, Leonardo César, José Luis Corsetti, Vanina Farías, Manrique Fernández Buente, Joana Garrido, Celina Hilbert, Inkspot, Jorge Ivanovich, Iván Longuini, Isidro López, Diego Martín, Jorge Martínez, Marco Menco, Marcelo Morán, Ala de Mosca, Diego Mourelos, Laura Mourelos, Pablo Palastro, Eduardo Pérez, Javier Pérez, Ariel Piroyansky, Fernando Ramallo, Ariel Roldán, Marcel Socías, Néstor Taylor, Trebol Animation, Juan Venegas, Constanza Vicco, Coralia Vignau, Gustavo Yamin, 3DN, 3DOM studio

不列颠图解科学丛书
人 体 2

© 2012 Encyclopædia Britannica, Inc.
Encyclopædia Britannica, Britannica, and the thistle logo are registered trademarks of Encyclopædia Britannica, Inc.
All right reserved.
本书简体中文版由Sol 90和美国不列颠百科全书公司授权中国农业出版社于2012年翻译出版发行。
本书内容的任何部分，事先未经版权持有人和出版者书面许可，不得以任何方式复制或刊载。
著作权合同登记号：图字01-2010-1428号

编　　著：美国不列颠百科全书公司
项 目 组：张 志 刘彦博 杨 春
策划编辑：刘彦博
责任编辑：刘彦博 高梦琼
翻　　译：鞠成涛 许 颖
译　　审：张鸿鹏
设计制作：北京亿晨图文工作室（内文）；惟尔思创工作室（封面）
出　　版：中国农业出版社
　　　　　（北京市朝阳区农展馆北路2号 邮政编码：100125 编辑室电话：010-59194987）
发　　行：中国农业出版社
印　　刷：北京华联印刷有限公司
开　　本：889mm×1194mm 1/16
印　　张：6.5
字　　数：200千字
版　　次：2013年3月第1版 2016年11月北京第2次印刷
定　　价：50.00元

人 体 2

目 录

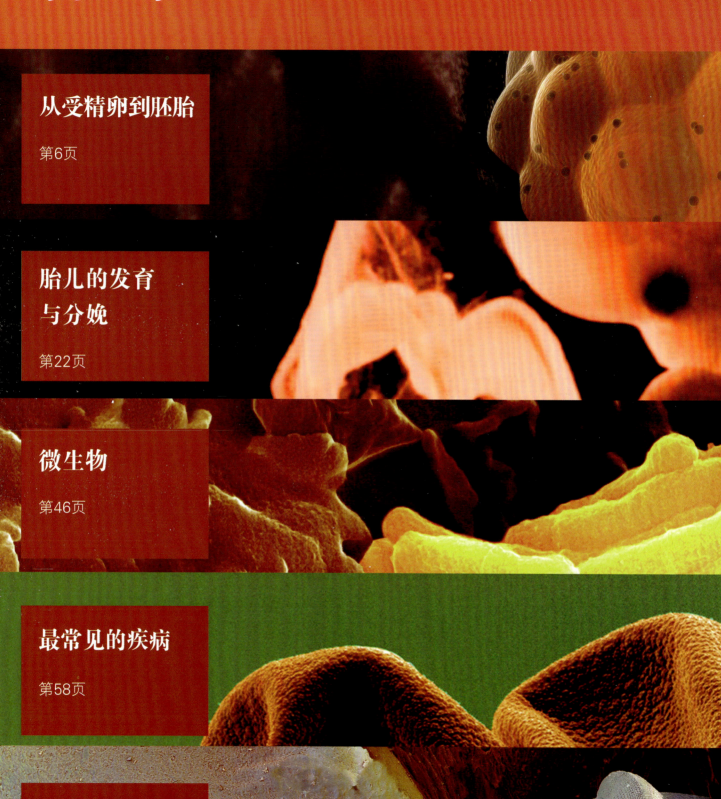

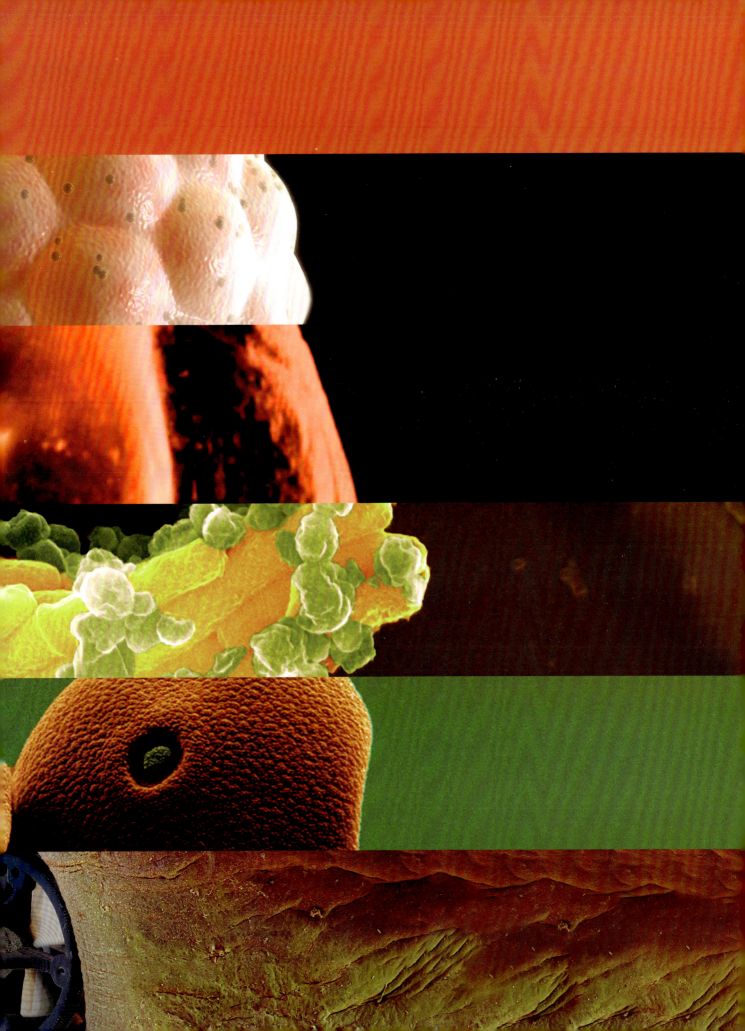

生命的奇迹

这 是一本让人振奋的书。本书为父母以及年轻人提供了一份指南，它详述了婴儿从受精的那一刻起所经历的近乎神奇的过程。感谢新技术的进步，如今我们可以目睹并再现那些发生在女性体内的，从精子悠游于子宫开始，直到它们穿越包裹着卵细胞的胶质膜的过程。不可思议的照片展示了胚胎逐渐发育的过程、心脏开始跳动的时刻，甚至显示了大脑、眼睛、腿、手臂、嘴巴和牙齿开始形成时的样子。本书包含了丰富的信息，从一个全新的视角，通过摄影细节向你展示了人体内部的景象。

健康之源
母乳中尤其富含抗体，伴和着爱和深厚的情感，它将带给宝宝安全、温暖和幸福的感觉。

本 书共有五章。前两章主要介绍婴儿的形成和发育，其余三章则论述患病时人体中所发生的事情——从HIV/AIDS病毒怎样影响我们，到脂肪沉着导致动脉阻塞时所发生的事情。这些信息由专业人员进行了核对，并配有精美的插图，从第一页开始就会吸引住你的眼球。最后一章则致力于展望未来医学的远景。分子生物学和遗传学方面惊人的进步使我们有理由认为，人们在将来可能会通过新的治疗和诊断工具而获得永生。本书所涵盖和展示的主题都是以科学为基础的。例如，我们告诉你哪些机制调节基因的运转，以及这些机制是如何纠正DNA中的某些错误的（这些错误往往是许多致病基因的起源，其中包括各种类型的癌症）。在不远的将来，比细胞小很多倍的纳米装置可能被导入人体内，用来清除血管中的障碍物或消灭癌细胞。可以通过这些氨基酸大小的装置颗粒，在不伤及健康细胞的条件下清除患病细胞，像精确制导导弹那样，这些颗粒可以直接进入受损的细胞。研究人员已经将这种治疗方法在各种老鼠身上进行了验证，目前相关试验尚在进行中，预计这种融合了基因学和药理学的革命性治疗方法将在未来几年中得到应用。目前，某些药物对一些患者会产生毒副作用，或不能获得预期的疗效，在未来，人们将能够根据每一名患者的基因构成来有针对性地生产药物。

新技术应用中另一个突出的方面是健康信息学或医学信息学，其中包含了各种患者信息。这样的体系使得一些城市（如奥地利的维也纳）的各家医院之间实现了数字化通讯，让医生能够通过远程通讯网络（如因特网）快速获得病人的医疗记录。不难想象，在不久的将来，每个人都可以通过钥匙扣来携带个人医疗记录，将

这个钥匙扣与电脑连接便会提供其全部的医疗信息。可以确信，治疗需要更换器官或组织的疾病的医学方法在未来的数十年中也将有所改变。实验室中创造出来的器官组织将与患者自身的组织具有相同的基因，从而不会产生排斥反应。该目标一旦实现，器官移植和人工器官植入就会退出历史舞台。如今，当对心脏衰竭的治疗无效时就会寻求器官移植，不久之后，我们就不再需要这种方法了，与干细胞移植物相结合的心室辅助装置将用于受损肌肉的再生。

另外，许多人的健康状况在胎儿发育阶段就已经被决定了。产前诊断方法的发展，使专业人员有可能在最近几年通过手术在子宫内纠正胎儿的某些先天性问题。不难预见，将来会产生那些把胎儿作为患者的医疗机构。尽管上述诸多发展仍处于研究阶段，但是我们有理由相信它们终将成为现实。几十年前，没有人会想到用健康的器官替换患病器官，或对婴儿的性别进行选择的可能性。既然如此，我们为什么不想象将来的医学会更安全、更简单而且更有效呢，为什么不梦想有一天人们能够长生不老呢？●

从受精卵到胚胎

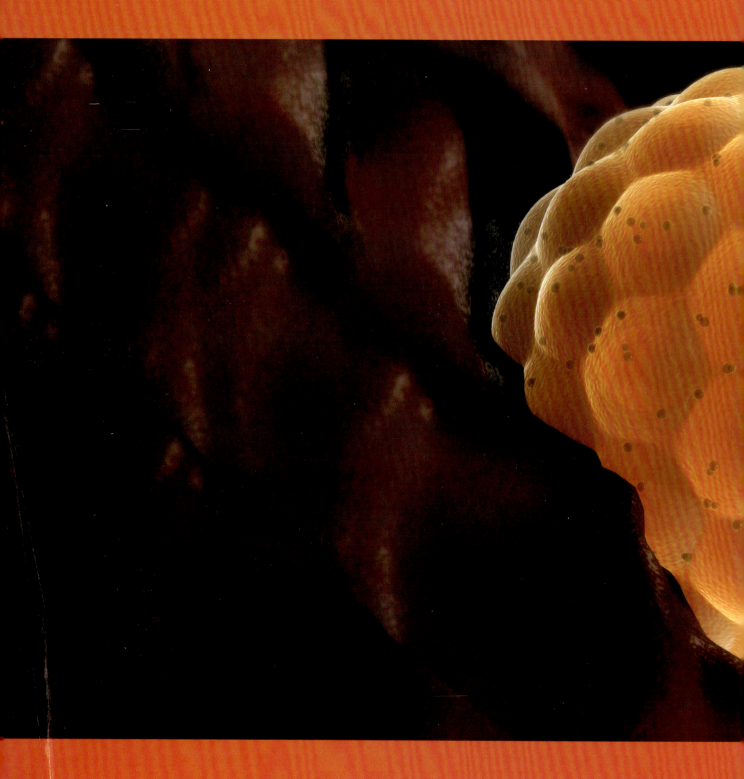

从 怀孕到妊娠的第3个月，妈妈的肚子里到底发生了什么事情？日复一日，在有丝分裂阶段，在妊娠最关键的胚期中发生了什么？胚胎经历了哪些变化？我们在这里展示了胚胎从其形成到自动植入子宫内膜，并达到5毫米

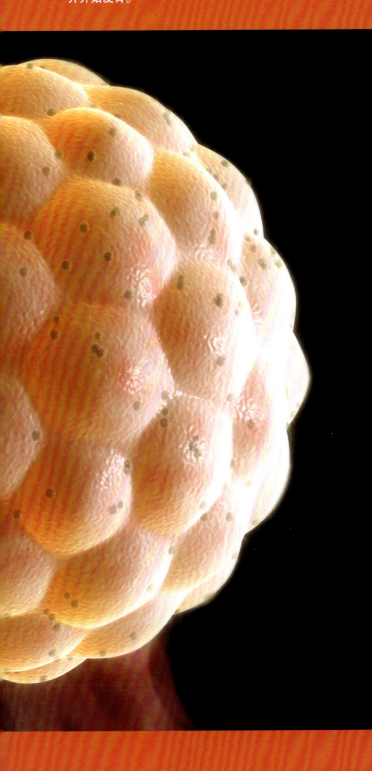

受精卵
受精之后，卵子自行植入到子宫内膜并开始发育。

大时的不可思议的图片。胎儿的心跳是从什么时候开始的？眼睛、嘴巴和双腿是什么时候形成的？另外，作为向未出生的宝宝提供发育所需的各种营养成分和氧气的器官，胎盘扮演了什么角色？请继续往下看。●

性别和生命的起源

性是人类繁殖的开端。绝大多数物种往往在一年中的特定时间进行交媾，而男人和女人在全年的任何时间都可以进行交合。人类从青春期时开始具有了交合的能力，该年龄正是生殖器官的发育时期。女性从第1次月经期到45岁左右的更年期均能生育。虽然她们在此年龄段之后仍有性活动，但是已不再产生能够由精子授精的雌配子（即卵细胞）。●

男性生殖器官

▶ 睾丸（或称男性生殖腺）位于骨盆下方被称为阴囊的结构内。它是生成可以运动的生殖细胞即精子的场所。在交合过程中，如果这些细胞进入了女性的阴道，就会向卵细胞游去，其中一个可能会使其受精。精子在经过输精管的过程中加入了来自精囊和前列腺的物质，这种混合物即为精液，在达到性高潮时，精液便进入尿道，通过阴茎离开男性的身体。

配子与激素

睾丸和卵巢是生成生殖细胞或配子——精子和卵细胞的腺体。配子为单倍体细胞，换言之，这些细胞拥有的染色体数量只有人体其他组织细胞的一半，其他组织细胞中共含有46条染色体。在怀孕时，雌雄配子相结合，分别贡献给新生胚胎一半的遗传物质。这两种生殖腺还可合成决定第二性征的激素，对女性来说它们还可以合成决定排卵的激素。

射精
射精（精液自男性体内排出）是由勃起生殖器的强烈兴奋所产生的。

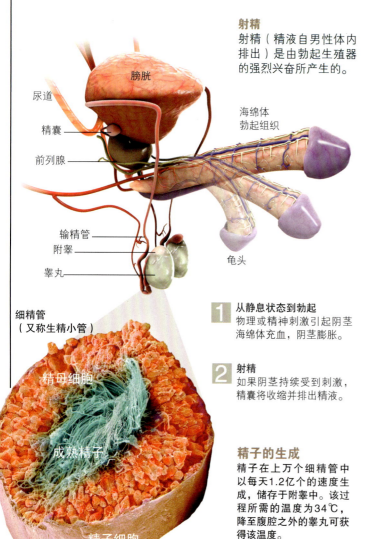

膀胱
尿道
精囊
前列腺
海绵体 勃起组织
输精管
附睾
睾丸
龟头

细精管
（又称生精小管）

精母细胞
成熟精子
精子细胞

1 从静息状态到勃起
物理或精神刺激引起阴茎海绵体充血，阴茎膨胀。

2 射精
如果阴茎持续受到刺激，精囊将收缩并排出精液。

精子的生成
精子在上万个细精管中以每天1.2亿个的速度生成，储存于附睾中。该过程所需的温度为34℃，降至腹腔之外的睾丸可获得该温度。

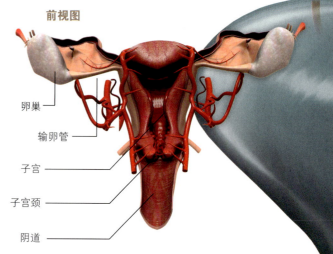

输卵管
长度为10~12厘米，直径约3毫米，内侧具有纤毛，可将卵细胞向子宫方向推动。

输卵管伞
形成了一个通道，经由其将成熟卵细胞导入输卵管中。

卵巢
包含许多具有未成熟卵细胞的卵泡，并释放控制月经周期和女性性活动的激素。

一个典型的月经周期为
28天。

前视图

卵巢
输卵管
子宫
子宫颈
阴道

月经周期

子宫是为受精卵的植入所准备的。为了实现这一功能，女性的激素已经刺激子宫使其内壁（子宫内膜）增厚。如果没有卵细胞植入，增厚的子宫壁将崩解，所产生的废物将连同未受精的卵细胞被排至体外。该过程与排卵相协调，在女性的青春期到更年期的整个可受孕阶段规律重复。

月经
女性机体去除子宫内膜的死亡细胞。

增厚
子宫的血管延伸，子宫壁增厚。

最高激素水平
雌激素、促黄体激素（LH）和促卵泡激素（FSH）。

排卵
月经之后约14天时排卵。

孕酮水平升高
该激素使子宫内膜适于卵细胞植入。

卵细胞进入子宫
如果卵细胞已受精，则可着床；如果未受精，则出现月经。

子宫内膜 / 天数
0 2 4 6 8 10 12 14 16 18 20 22 24 28

女性生殖器官

▶ 女性的生殖器官使女性能够进行活跃的性生活、怀孕和分娩。除了外阴位于身体外部之外，其他器官均完全位于腹腔内，从而受到盆腔的支持和保护，其基本形状是由阴道和子宫形成的一个腔。卵巢生成卵细胞，或称生殖细胞，并合成激素。成熟卵细胞定期脱离卵巢，并自行安置于子宫中（排卵）。如果卵细胞在输卵管中未受精，则机体会自然地将其连同子宫内膜的残留物一起排出体外（月经）。

排卵周期
卵巢中有成千上万个未成熟卵细胞，每一个都包裹在一个卵泡或囊泡中。每个周期中有一个成熟的卵细胞被释放至子宫内。

子宫
一个梨形的腔，具有肌肉性厚壁。其内壁为子宫内膜。

膀胱

阴道
在交合过程中用来容纳阴茎的腔。

1 卵细胞在卵泡刺激素的刺激下开始在卵泡中生长。

2 防护
卵泡细胞形成了包裹卵细胞的包膜。

3 卵细胞的成熟
卵细胞自卵巢壁上凸出，且激素分泌增加。

4 体积最大
卵泡形成了一个充满液体的腔。

5 排卵
在周期的中期，卵泡破裂并释放出成熟卵细胞。

6 黄体形成
破裂的卵泡闭合并释放黄体酮。

7 当卵细胞未受精时，黄体即开始退化。

卵子受精

受精是妊娠的起点。交合之后，两个性细胞（或称配子）相互融合，生成一个卵细胞（或称受精卵），受精卵中集合了两个配子的染色体。对人类而言，这些性细胞即为精子和卵子。在孕育一个新生命时，一个精子必须同数以亿计的其他精子进行激烈的竞争之后使卵子受精。●

精子的旅行

在射精之后，数以亿计的精子开始了它们穿越生殖道的旅程，其中只有200个将与卵子会合。通向输卵管的旅途需要15分钟至数小时的时间。精子们运用它们的尾部，并借助来自阴道壁和子宫壁的收缩抵达目的地。在卵子内，精子的尾巴和中央部分溶解，失去了这些结构，含有遗传物质的精子头部继续向卵子的质膜前进。通向受精的征程开始了。

透明带
细胞膜外围的一层质厚透明膜，能够被精子穿透。

细胞膜
用来保护卵子。精子在通过透明带之后还要穿过这层膜结构。

从穿越到受精

局部放大

子宫
精子
输卵管
卵巢
子宫颈
阴道
阴茎

3 受精
精子在输卵管中使卵子受精。

2 射精
2.5亿个精子被释放入阴道中。

1 穿越
勃起的阴茎进入扩张且湿润的阴道中。

2.5亿
个精子
在射精之后便开始了它们穿越生殖道的旅程。其中只有1个将使卵子受精。

2 只有1个胜出
最终使卵子受精的精子将释放一些酶类，使其能够穿过卵子的外膜。当精子进入卵子内部之后，便失去了它的尾部和中央部分。保留在卵子内的是含有遗传物质的精子头部。

精子
雄性性细胞。由尾部、头部和中央部分组成，数以亿计的精子为了使卵子受精而并肩战斗，最终将只有一个完成此项使命。其长度为0.05毫米。

中央部分
含有释放能量以驱动尾部的线粒体。

头部
含有遗传信息（DNA）。

尾部
协助精子通过卵子的外膜。

1 赛跑
在繁殖过程中，数以亿计的精子在射精之后便立即开始搜寻卵子。

第1天

④ 有丝分裂

产生新细胞的过程。细胞分裂随着DNA的复制而启动。经由此过程，一个"母"细胞生成两个含有与母细胞相同遗传信息的相同的"子"细胞。细胞分裂中的复制过程发生于每一个细胞的46条染色体中的每一条上。胚胎的细胞通过有丝分裂的形式进行细胞分裂，就像大部分成年组织的细胞那样。

有丝分裂的分期

1 前期

染色体的DNA已复制完成。生成了两组相同的DNA链，在中心处由称为着丝粒的结构相连接。

细胞核

细胞质

着丝粒

染色质

姐妹染色单体

2 中期

覆盖细胞核的膜消失，细胞中生成纺锤丝。染色体沿这些纺锤丝排列在细胞的中部。

纺锤丝   中心粒

子染色体

3 后期

纺锤丝"拖拽"已复制的染色体。复制产生的两组染色体分别向细胞的两端移动。

③ 受精

受精卵（或称卵细胞）由卵子和精子结合而成。该细胞将通过有丝分裂开始其细胞分裂的过程。

卵子的细胞核
含有由DNA组成的遗传物质。

4 末期

纺锤丝消失，每组46条染色体周围形成新的细胞核膜。细胞核分裂为2个。

5 终末期

新细胞已经形成。子细胞中含有与初始细胞相同的遗传物质。

卵子

妊娠在精子使卵子受精的那一刻就开始了。受精发生在输卵管外端，也就是精子与卵子相遇和结合的地方。受精2天之后，卵子便在输卵管的肌肉活动推动下启程前往子宫。卵子在受精之后便立即使其外表面增厚，以防其他精子进入。在受精之后，受精卵便开始了有丝分裂。

精子在1分钟内能够移动的距离为

3 毫米。

透明带

围绕在卵母细胞（即雌性性细胞）的质膜周围的一层糖蛋白膜。该结构可吸引精子，对精子头部的释放具有关键作用。在人体中，该膜在受精5天之后即退变并分解。

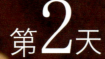

第2天

桑椹胚形成

➡️ 受精卵要经过3个阶段的细胞分裂。在受精卵穿过输卵管的过程中，就首先分裂为2个细胞，进而分裂成4个相同的细胞。72小时之后，它将达到16个细胞的阶段，在该时间点形成了被称为桑椹胚的桑椹样细胞团（英语中该名称来自拉丁语词morum，意为"桑椹"）。桑椹胚继续其穿越输卵管的旅程，直至到达子宫。细胞分裂持续至形成由64个细胞组成的更结实的小球，即囊胚。囊胚自行贴附在子宫内膜上的时刻也就是胚胎开始形成的时刻。

桑椹胚的X射线图片

桑椹胚在其初始状态由16个细胞组成。随着细胞的分裂，桑椹胚将达到64个细胞，变成囊胚。

卵裂球
构成桑椹胚主体的小细胞。

膜
覆盖细胞物质；由蛋白质构成。

液体
在细胞间隙中生成的液体。

受精卵的直径为
0.1毫米。

受精卵

在有性生殖中，雄性配子（精子）和雌性配子（卵子）相结合所形成的细胞称为受精卵。受精卵的细胞质和细胞器均来自母体的卵子。受精卵中包含胎儿发育所必需的全部遗传物质。

受精

➡️ 受精在输卵管的上段完成。当精子的头部穿透成熟的卵细胞时，各含有23条染色体的两个性细胞的细胞核相互融合，形成受精卵（或称卵子）。具有46条染色体的受精卵将开始不断通过有丝分裂进行细胞分裂。它将开始踏上从输卵管到子宫内膜的征程，之后将在子宫内膜中自行着床。

桑椹胚

囊胚形成之前的第二个重要的发育阶段。桑椹胚由受精卵不断进行有丝分裂而形成。最初其内部含有16个卵裂球，即由受精卵发育而来的首批细胞。在桑椹胚中，这些细胞具有相同的形状、大小和生理潜能。

12小时

这是受精卵或卵子通过有丝分裂形式进行分裂所需的时间。在这些细胞增殖过程中不断形成致密团块。

受精卵的旅程

性细胞相结合形成受精卵之后，受精卵就开始穿越输卵管走向子宫的旅程。在此过程中，将发生数次细胞分裂。受精卵在进入子宫腔之前就形成一个桑椹样的致密的细胞团（桑椹胚）。在子宫内，每12小时就发生一次细胞分裂，直至达到囊胚阶段（约64个细胞）。当囊胚到达子宫内膜时就贴附其上，贴附后不久便发生着床。从着床的那一刻起，胚胎的生长就开始了。

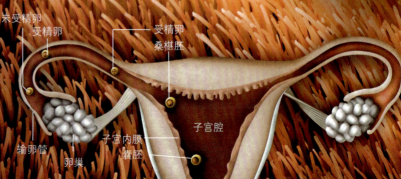

着床

在分裂形成64个细胞之后，桑椹胚成为囊胚，即更加致密、结实的细胞团。囊胚在形成之后便在子宫腔内自由移动48小时，然后就在子宫内膜上找到一个位置着床。子宫内膜松弛以便于囊胚的着床。受精9天之后，胚胎就已经在子宫壁上了。着床以后，胚胎就开始生长。如果女性的雌激素和黄体酮的水平非常低，子宫内膜就会破裂，这将导致囊胚在不适当的位置着床。

受精之后 9天

囊胚为胚胎期之前的阶段，可自行在子宫壁上着床。

第4天

囊胚

这是胚胎生长之前的最后一步。细胞团被称为滋养层的外膜所覆盖。滋养层可释放酶类，辅助囊胚贴附在子宫内膜上。

滋养层 构成了胎盘的胚胎部分。

腔或囊胚腔 含有来源自子宫腔并穿透透明带的液体。

细胞团 它们构成了胚胎或成胚细胞。

受精9天之后着床。

第9天

羊膜腔 **原沟**

外胚层 是最外面的一个胚层。将发育形成皮肤、毛发、指甲（趾甲）、中枢神经系统、眼睛的各个部分、鼻腔和牙釉质。

三胚层胚盘

由胚胎的二胚层胚盘开始发育，在第15天时完成。三胚层胚盘将发育形成3个具有发育能力的胚层，它们将形成机体的不同部分，这3个胚层分别为：中胚层、内胚层和外胚层。

中胚层 将发育成骨骼、肌肉、软骨、结缔组织、心脏、血液、血管、淋巴细胞、淋巴管和各种腺体。

卵黄囊

内胚层 是最里面的一个胚层。将发育形成以下器官的表皮：消化道、呼吸道、肝管、胰管和腺体（如甲状腺和唾液腺）。

子宫内膜

子宫壁的内层。子宫壁由两层组织构成：外层为肌肉组织——子宫肌层；内层为黏膜——子宫内膜。子宫内膜的功能是接受卵细胞，使其着床。当没有妊娠时，子宫内膜即随月经期间排出的血性组织排除。

最初的人体形式

受精9天之后，囊胚已自行安置在子宫壁的内膜中，它将在此处度过出生前9个月的妊娠期。囊胚的大小不过0.1毫米，在卵巢分泌的大量激素的作用下，子宫壁的厚度增加，并形成松软的结构。此时子宫壁成为胚胎继续各发育阶段的场所。各种组织开始形成，心跳则在第3周时开始。●

保护膜

▶ 囊胚与子宫内膜的透明带之间的摩擦（正常情况下在子宫的背侧，最靠近脊柱的一侧），导致一些与胚胎相互作用的酶类被释放，帮助囊胚可以轻而易举地穿透多孔的子宫内壁。与此同时，形成了一层新膜：绒毛膜，用来保护胚胎。

细胞分化

胚胎内是即将形成骨骼以及构成内脏的细胞。这些细胞最初尚未分化，它们开始迁移，寻找着自己的位置。一些细胞将向外迁移（将形成骨骼的细胞），其他的则向内迁移（将构成内脏的细胞）。最新研究显示，一些细胞释放某些化学物质，驱动其他细胞履行某些任务。这些物质称为形态发生素。

迁移
将会形成胚胎的细胞根据其功能而向内、外迁移。

2 向内

1 向外

1 向外

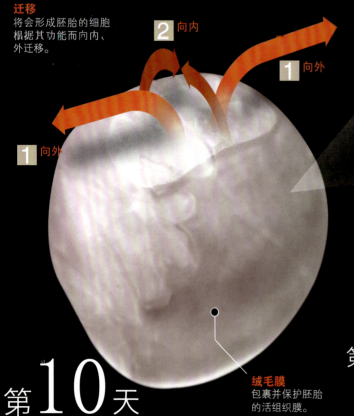

1 首先，与骨骼形成相关的细胞向外迁移。它们自行安置在胚胎的外壁上。

2 不久以后，与内脏生长相关的细胞开始向内迁移。胎盘发生了转化。

形态发生

包括胚胎的组织和器官的形成。在该过程中，细胞根据其将形成的组织或器官而沿特定的区域分布。

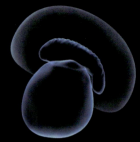

绒毛膜
包裹并保护胚胎的活组织膜。

第**10**天

第**13**天

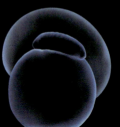

形状的变化

当将会形成内脏的细胞找到它们的位置时，胚胎在数小时之内就会发生转化。这些细胞所产生的细丝使胚胎从第13天时的盘状外观生成一个管状物。

第19天

器官基础

在不同的细胞迁移及其在特定位置安置之后，即奠定了一个新生命的整体构造的基础。神经管已经成形，将在神经系统的形成过程中起关键作用。心脏已经就位，并且将在数天之后开始搏动。

分娩时，负责母体和胎儿之间血液循环的胎盘的平均直径为

20厘米。

通过脐带循环输送的用以支持胚胎生长所必需的血量为

330升/天。

眼睛

脊柱

前脑

心脏

脐带

尾部

器官前体

在第16天和19天之间，出现成神经细胞，神经管形成。这些细胞拥有形成大脑和神经系统的其他部分所需的信息。神经管发育过程中会出现的3个神经褶，它们将会产生感觉和运动功能。在神经管发育之时，血管也出现了。

干细胞

构成囊胚的细胞尚未分化，其中含有通过胚囊自身产生构成人体的每一种组织所必需的全部信息。正是这种能力使其成为独一无二的干细胞。为了形成各种组织，这些细胞在复制和分化的过程中丢失或抑制了其部分遗传信息。

胚胎期

▶ 在子宫内发育的这一时刻尚无法看到人体形态。胚胎比一粒米还小，一端具有一个弯曲的尾部，该结构在发育过程中将会逐渐消失。在胚胎的内部和皱褶中有多种不同的细胞，每一种细胞根据其将要形成的器官而拥有不同的指令信息。在这个时期，心血管系统的细胞启动了心脏的搏动。

第22天

长度：4毫米
重量：0.03克

食管
与呼吸管相分离，从而使消化系统能够正常发育。

肺脏
开始发育。肺脏是获得外形以及发育至拥有完全功能最晚的器官。

脊柱
40对肌肉和33对椎骨。是胚胎最硬的部分。

肝脏和肾脏

在胚胎期内，即妊娠的前2个月，肝脏是造血的核心器官。由于将在胎儿期具有造血功能的骨髓的功能尚未完善，因此由肝脏负责产血。此外，原始肾脏在胚胎中被称为中肾嵴的突起中开始出现。肾脏过滤了血液中的代谢废物，从而使胚胎接受的都是营养物质。

C形
在大多数脊椎动物中，弯曲的C形将随着身体的慢慢生长而消失。

1 折叠
胚胎的尾部在消失之前将保持为弯曲的形状。

2 吸收
当胚胎进入胎儿发育阶段时，尾部即被吸收。

眼睛的形成

眼睛最终形成时所拥有的平均细胞数量为

1.27亿。

所有脊椎动物的眼睛的发育过程均相同。通过外胚层和胚胎表面的内陷形式的某些改变，眼睛发育产生了"倒转的"视网膜，在该结构中，最外层的部分首先感知到光线。在此阶段，感光元件位于外部，与大脑的神经连接位于内部。视网膜内拥有感光细胞，这些细胞具有接受光线并向大脑传送正确信息的功能。眼睛功能的发育完成大约在第7个月，那时宝宝将第一次睁开眼睛，并对明暗阴影的变化产生反应。

当眼睛发育完全时，将能够区分

1 000万

种颜色和明暗阴影。

眼睛的发育

横切面

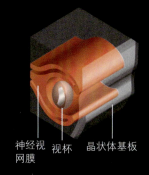

视神经沟

视柄

晶状体泡

晶状体基板

神经视网膜

视杯

晶状体基板

1 基板的发育
在第30天时，晶状体基板——即胚胎表面的一个区域——与视柄建立了连接。

2 晶状体泡的形成
1天之后，晶状体基板发生内陷，形成了晶状体泡。

3 视网膜的发育
在第32天时，神经视网膜和色素上皮形成。晶状体泡从基板上分离。

心脏开始搏动

在第22天时，心脏和大脑已经开始活动。其亚区的分化已经开始，此时，心脏和大脑共占了胎儿大小的一半。心脏最初只是保证血液在机体内以及胎盘流动的一个泵。当发育形成4个腔室时，心脏拥有了从肺脏收集血液并使其向全身器官输送的功能。

3 动脉球
由3个部分构成：动脉干、动脉圆锥和原始右心室。

心脏的发育

当形成血管的细胞分化之后，心肌出现，并开始随着其细胞的搏动而具有了泵的功能。

羊膜囊
含有液体，胎儿漂浮其中，由两层膜构成，具有保护胚胎的作用。

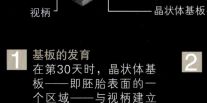

主动脉

动脉球

心室

心房

静脉窦

1 生长
心血管生长，通过凹陷可以从外部区分出不同的区域。

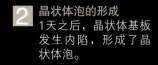

向上运动

2 折叠
由于心脏比容纳它的空间大，所以其原始结构折叠成S形。

局部放大

主动脉

动脉球

心房

3

原始左心室

静脉窦

4 细胞搏动
心脏细胞开始搏动，都一致地泵血，心脏开始发挥功能。

50%

仅心脏和脑部这两个器官就构成了胚胎的一半。

局部放大

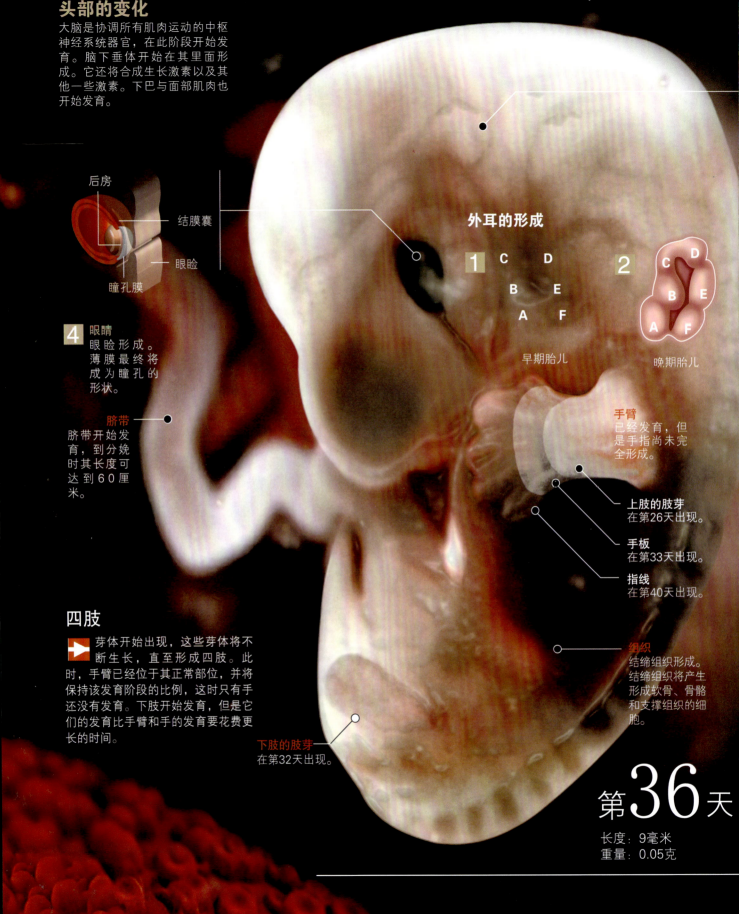

头部的变化

大脑是协调所有肌肉运动的中枢神经系统器官，在此阶段开始发育。脑下垂体开始在其里面形成。它还将合成生长激素以及其他一些激素。下巴与面部肌肉也开始发育。

后房

结膜囊

眼睑

瞳孔膜

外耳的形成

1 C D
B E
A F

早期胎儿

2 C D
C E
B
A F

晚期胎儿

4 眼睛
眼睑形成。薄膜最终将成为瞳孔的形状。

脐带
脐带开始发育，到分娩时其长度可达到60厘米。

手臂
已经发育，但是手指尚未完全形成。

上肢的肢芽
在第26天出现。

手板
在第33天出现。

指线
在第40天出现。

四肢

芽体开始出现，这些芽体将不断生长，直至形成四肢。此时，手臂已经位于其正常部位，并将保持该发育阶段的比例，这时只有手还没有发育。下肢开始发育，但是它们的发育比手臂和手的发育要花费更长的时间。

组织
结缔组织形成。结缔组织将产生形成软骨、骨骼和支撑组织的细胞。

下肢的肢芽
在第32天出现。

第36天

长度：9毫米
重量：0.05克

大脑的褶皱 随着子宫内生命的延续而逐渐发育。

1 平滑的大脑
胚胎的大脑最初具有平滑的表面。

2 一些褶皱
6个月时，可以见到一些基本的褶皱。

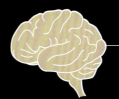

3 成熟
完整的褶皱使大脑具有了完善的功能。

第40天

长度：10毫米
重量：0.1克

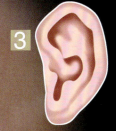

3

分娩

外耳

➡ 在第一个弓形中可以看见3个耳丘，在第二个弓形中则可以看见另外的3个耳丘。随着下巴和牙齿的发育，耳朵开始从颈部向上朝头部两侧移动。耳板和晶状体基板两个外胚层的衍生物出现在胚胎的头部区域。在分娩时，外耳已表现出其特有的形状。

眼睛

视泡开始在头部两侧发育，向中心移动，并形成眼睛，将会形成内耳的管道也随之发育。

胎儿的成长

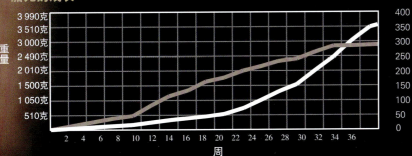

重量：3 990克 / 3 510克 / 3 000克 / 2 490克 / 2 010克 / 1 500克 / 1 050克 / 510克

毫米：400 / 350 / 300 / 250 / 200 / 150 / 100 / 50 / 0

周：2 4 6 8 10 12 14 16 18 20 22 24 26 28 30 32 34 36

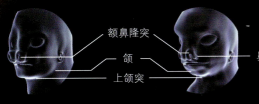

额鼻隆突
颌
上颌突
鼻侧突

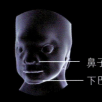

鼻子
下巴

特征变得明显

1 下颌
在第37天时连同嘴唇开始发育。

2 鼻
在第39天时因额鼻隆突的内陷而初具轮廓。

3 下巴
在第40天时已经形成正常比例。鼻子已经拥有了明确的外形。

4 面部的形状已经开始发育，并将持续发育至第3个月。

面部的形成

➡ 面部特征被快速勾勒出来。围绕面部中心的原始口腔的咽弓成形。下颌突与额鼻隆突已经可以识别。上颌突也将从咽弓上开始发育，继而形成前颌骨、上颌骨、颧骨和部分颞骨。在胚胎口腔的顶部，原始上腭已成形。通过额鼻隆突的内陷，鼻子的外形出现。同样的事情发生于下巴，该结构在子宫内生命的第40天即发育为正常的比例。

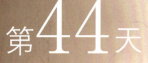

第44天

长度：16毫米
重量：0.5克

脑部变化

在此阶段，脑部同神经系统连到一起。负责生成荷尔蒙的肾上腺逐渐发育成型。

1 胎盘形成
滋养层的细胞向子宫的血管内延伸。来自母体的血液通过这些血管流向滋养层中的空隙。

2 胎盘具有过滤器的功能
母体与胎儿的血液在胎盘中并未直接接触。两者被一层细胞屏障隔离开来。氧气、营养物质和抗体穿过该屏障抵达胎儿体内。代谢废物则返回至胎盘中。

滋养层　血管　子宫内膜

凹槽　　母体血液

母体血液　　子宫内膜

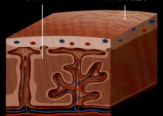

胎盘的发育

➡ 胎盘是为胎儿提供各种营养物质和氧气的特殊器官。它还吸收胎儿所产生的代谢废物，并作为一道屏障，使胎儿免受有害物质的损伤。胎盘

由滋养层形成，即囊胚（受精后在子宫着床的细胞团）的外层。胎盘在着床之后就开始发育，在第10天时发育完成。胎盘激素可协助保持子宫内膜稳定。

内耳和中耳

耳泡

咽沟

咽囊

耳泡

镫骨
砧骨
锤骨

耳软骨

外耳道

耳咽管鼓室隐窝　　鼓环

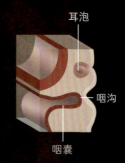

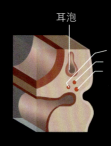

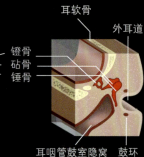

1 22天
在将要形成耳朵的位置出现一条可见的凹槽。

2 28天
出现了将要形成中耳骨骼的结构。

3 32天
中耳形成（镫骨、砧骨和锤骨）。

妊娠测试

➡ 在受精之后不久，胎盘会释放出一种称为人绒毛膜促性腺激素（HCG）的激素。这种激素在尿液中的出现及其浓度的迅速提高是妊娠的指标。一种常见的妊娠测试即采用会同这种促性腺激素起反应的抗体，使用者将试验装置的顶端与她的尿液相接触，并按照说明等待一段时间。之后在显示区出现两个条带就表明已经怀孕，仅有一个条带则表示尚未怀孕。如果测试结果为阴性，建议重复测试一下。

测试方式

尿液的吸收
将具有吸收性的顶端放置在尿流下6秒钟，使其浸湿。

结果
出现2个条带表明已经怀孕，如果仅有1个条带，建议48~72小时内重复该试验。

检测妊娠的有效率为

99%。

3 胎盘的成长
胎盘随着胎儿的生长而继续发育，在妊娠结束时，其直径可达约20厘米。胎盘通过脐带与宝宝相连。

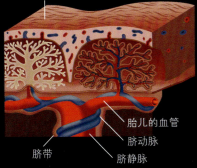

子宫内膜

胎儿的血管
脐动脉
脐静脉

脐带

6周

虽然手部仍然像一个小桨，但是手指（足趾）已经出现了，手指（足趾）外形逐渐变得清楚。

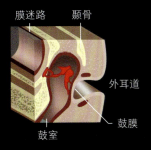

膜迷路   颞骨

外耳道

鼓膜

鼓室

4 60天
外耳道从咽沟开始发育。

一切已经就位并开始运转

在此阶段，大脑和神经系统迅速发育。在头部的双侧，将会组成眼睛的视泡已经形成，将会组成内耳的管道也已经出现。心脏已经在强有力地搏动，消化和呼吸器官已经开始成形。将会长成四肢的小芽出现。到第6周时，胎儿从头部的顶端到尾椎的长度已达到16毫米。

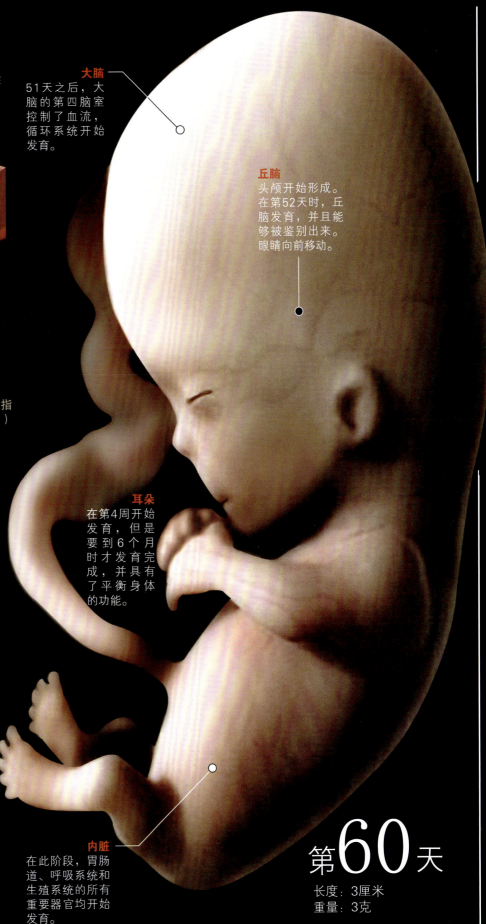

大脑
51天之后，大脑的第四脑室控制了血流，循环系统开始发育。

丘脑
头颅开始形成。在第52天时，丘脑发育，并且能够被鉴别出来。眼睛向前移动。

耳朵
在第4周开始发育，但是要到6个月时才发育完成，并具有了平衡身体的功能。

内脏
在此阶段，胃肠道、呼吸系统和生殖系统的所有重要器官均开始发育。

第60天

长度：3厘米
重量：3克

胎儿的发育与分娩

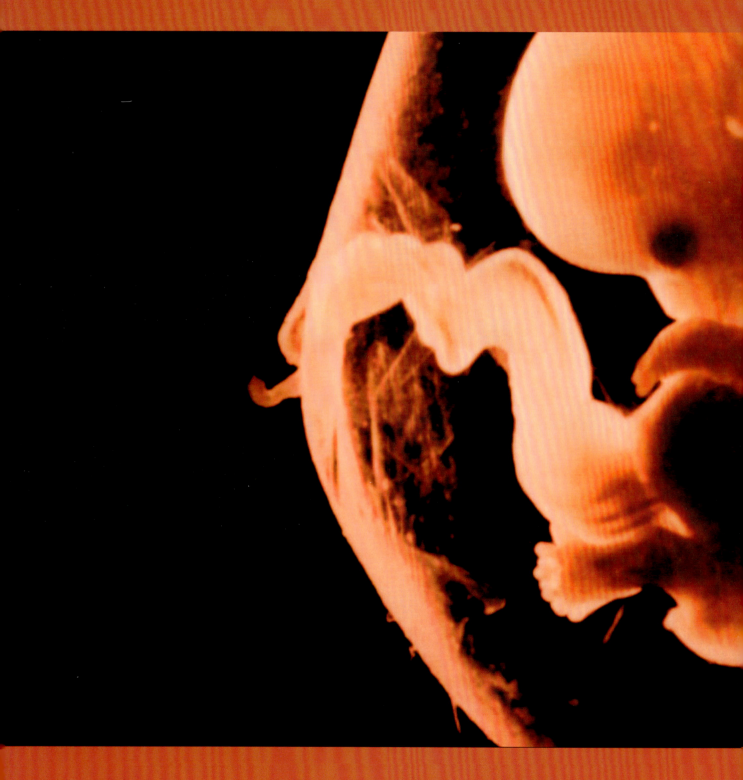

胎 儿每天都在逐渐长大，本章通过插图描述了可看到的最显著的变化。至此，已经能够分辨出胎儿的卵巢或睾丸，并能观察到外耳，而且可以看到弯曲的四肢。我们还将通过图片让你了解DNA——机体中逐代延续遗传特征的关

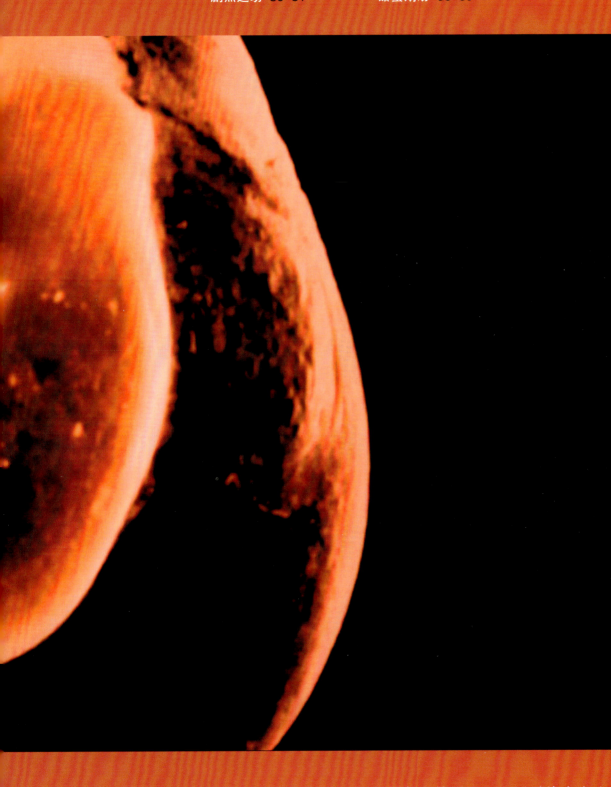

键物质。妊娠期的女性需要进行哪些检查　在子宫之外呼吸和生活时将会发生什么事
来确定胎儿的发育是否正常呢？孕妇身体　情呢？●
发生的最显著的变化是什么？当宝宝开始

神经元的发育

同之前的各阶段相比，第三个月的胎儿发育发生了显著的变化，此前的胚胎现在已经是一个胎儿了。胎儿大脑中的神经元数目迅速增加，在第三个月结束时，胎儿已经拥有了与成年人相同数量的神经细胞，但是神经元之间的连接尚未建立。在这个月份中，通过神经冲动，神经网络将会成形，从而在之后的月份中使关节能够随意运动。●

1 000亿

个神经元
这是在妈妈的子宫中，第三个月到第七个月期间胎儿发育过程中所产生的神经元的数量。

轴突
从细胞延伸出来并传导神经冲动的神经纤维。

髓鞘
隔离一些神经元的轴突并加速神经冲动传导的脂肪层。

1 电传导
神经冲动以细胞内外离子浓度变化所产生的电脉冲的形式在神经元之间传导。

来自神经元 1 → 电脉冲

2 化学传导
神经元之间通过突触间隙相连接，神经冲动在突触间隙之间通过神经递质的释放进行化学传导。

神经元 2

化学传导

神经元之间的传导意味着发生了化学传导。化学传导通过神经冲动中的所谓神经递质或化学信使来完成。神经递质储存于突触泡（神经末梢的小容器）中，当电信号达到神经末梢时即被释放出来（电传导）。神经递质从神经元的突触结传至另一个细胞的细胞膜，后者含有接收释放出的化学物质的受体。这些带电粒子（离子）进入新的神经细胞，并激发出将被传递至另一个神经元的新的神经冲动。

轴突末端

突触泡

离子

神经递质

突触间隙

开放的离子通道

神经元
神经元是神经系统中最重要的细胞。它们通过神经冲动的传导而与其他神经元建立连接，从而使大脑产生功能。

大脑的形成

大脑由神经管中的皱褶发育而来，在第三个月时成形。之后将发育产生皮质层的皱褶。

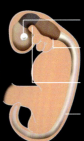

1 28天
在此发育阶段，仍然有可能看到没有任何皱褶的神经管。

- 前脑
- 后脑
- 中脑
- 脊髓

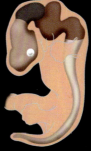

2 49天
可见大脑增大，胚胎的整体结构开始成形。

神经系统

同之前的各阶段相比，胎儿正在发育的大脑的变化在妊娠的第三个月更加明显。在该月份结束时，胎儿将拥有与成年人相同数量的神经细胞。从大脑生长出的神经开始被髓磷脂包裹，形成一层具有保护作用的脂层，它能够隔离一些神经元的轴突，从而加快神经冲动的传导。神经与肌肉开始建立连接，为大脑皮层控制的运动奠定了基础。虽然胎儿能够攥拳和双手互握，但是由于神经系统尚未发育完善，这些运动仍然是不自主运动。

神经系统中成熟细胞传递电脉冲的速度为

400千米/小时。

3 第三个月
我们现在看到了一个真正的胎儿。它的大脑拥有了明确的形状，但是皮质仍在发育。

电传导

神经元内的神经冲动作为电脉冲进行传导。当产生一个电脉冲时，它将通过轴突传导。这种传导是通过沿着神经细胞膜长轴上的钙离子和钾离子的交换所产生的。

神经元1　神经元2
轴突
第一个神经冲动　　突触　　第二个神经冲动

突触结
轴突末端。含有传递神经冲动的化学物质（神经递质）。

神经元细胞核
含有合成神经细胞必需物质的遗传信息。

细胞体
合成传导神经冲动的神经递质的场所。

树突
是神经元上的突起，可捕获和接收来自其他神经元的神经冲动。

3 突触连接
电脉冲到达突触泡。神经递质被释放到突触间隙中并传递至第二个细胞，神经冲动继续进行电传导。

前往神经元 3

是男孩还是女孩

在妊娠第三个月时，妈妈可能很想知道未出生的宝宝是男孩还是女孩。虽然胎儿的性别在受精时就已经在基因上确定了，但是在发育的早期仍然无法观察到。在妊娠中期，约12周时，胎儿的生殖器部位开始出现，但是仍然无法区分出性别。初始的尚未分化的凸起具有特定的形状，使其能转变为阴茎或是阴蒂。●

性别确定

直至受精之后第5周时，男孩和女孩胚胎的性器官还几乎是一样的。虽然在基因方面性别已经确定，但是在显微镜下，生殖器部位却无法区别。女性和男性的生殖器部位尚未分化。在妊娠第3个月时，已经发育形成的初始凸起具有了特征化的形式，按其将来有可能转变为阴茎或阴蒂的常见特征的形式成型。男性和女性胎儿的生殖器在尿道上的一个细凹处有明显差异。如果该细凹闭合，将来出生的就会是一个男孩。如果保持开放，那么小宝宝就是一个女孩。胎儿的生殖器在第4周时开始生长，第8周时在外部可以看见。但是，胎儿的性别直至第12周以后才能辨别出来。

A **未确定**

每一个胚胎都有一个尚未分化的生殖系统以及发育成某一个性别所需的结构。性腺在性别上尚不明确，其中既有男性器官组件，又有女性器官组件。

— 未分化的生殖部位。

— 性腺

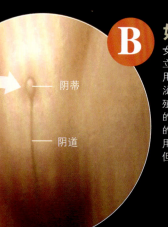

B **如果是一个女孩**

女阴（包括阴道和尿道的独立开口）和阴道由相同的公用结构发育而来。阴蒂将从泌尿生殖窦的一个突起（生殖结节）上发育形成。激素的干预在影响每一个器官的差异形成方面具有关键作用。其进展可能有所不同，但是开端却是相同的。

— 阴蒂

— 阴道

脐带
已发育成熟并卷起，从而使得宝宝能够安全地四处活动。

9厘米

妊娠中期
在妊娠中期开始时，胎儿的长度为9厘米。

如果是一个男孩

在第十一周时，生殖结节快速延长并形成阴茎。将成为外生殖器的各个组件逐渐改变并形成男性外生殖器的元件——睾丸、阴囊和阴茎。

C

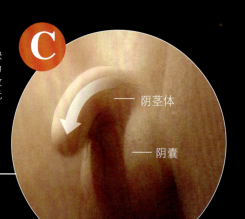

— 阴茎体

— 阴囊

第3个月

长度：10厘米
重量：45克

声像图

超声图像，又称声波图，利用听不见的声波生成人体的不同结构的图像。在检查的过程中，把称为换能器的一种小装置按压在皮肤上。换能器产生高频声波，进入人体，当声波遇到器官、血管壁和组织时会以回声的形式返回。一台特殊的计算机将回声转换成图像。

声像图的由来

1 脉冲的传播
超声换能器释放出高频声波。

超声换能器

声波的反射点

3 检测回声
一些脉冲以回声的形式被反射回来，探头接收这些回声并将其送至声谱仪。

2 路径
超声脉冲通过机体组织并在表面上产生反射。

成像

声谱仪计算出探头和组织之间的距离、回声强度和每一个回声的返回时间（以百万分之一秒计）。一些声谱仪可生成三维图像。这些声谱仪可以显示胎儿的整个表面，从而有助于发现畸形。

头部
与身体的大小仍然不成比例，占胎儿身体长度的1/3。

眼睛
已经完全形成，但两眼分得很开。在整个胚胎和胎儿发育过程中，它们一直在缓慢地向头的前部移动。

手
已经有了发育完全的手指，它们有指甲和人体手足末端的形状。

精子

按照流行的观点，如果想生一个男孩，必须在女性排卵的当天或次日交合，原因在于具有y染色体（性别为男性的决定因素）的精子比含有x染色体（女性）的精子运动速度快，从而能够首先与卵子会合。如果想要一个女孩，最好在排卵之前的数天交合；含x染色体的精子运动较慢，但是具有更好的持久性，存活时间更长。

存活力比较

x	72小时
y	48小时

具有x染色体的精子运动较慢，但是具有更好的持久性，它们可存活72小时。而具有y染色体的精子运动较快，但是只可存活约48小时。

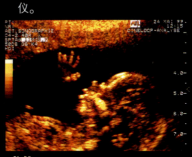

开始成长

在第四个月时，妈妈感觉到胎儿的第一次活动。胎儿的身体发生变化，其面部已经完全形成。胎儿的皮肤为粉色，出现了最初的肋骨和软骨。外部性器官已经形成，内部性器官正处于分化阶段。胎儿的第一次细微的运动开始了，但是由于其个体太小，从而几乎无法被感知到。现在胎儿已经占满了整个子宫腔，并开始将妈妈的肚皮向前推。胎儿的四肢已经清晰可辨，小东西进入了全面生长的时期。●

性发育

▶ 在此阶段，胎儿在泌尿生殖系统方面开始显示出差异。在胚胎期发育出了男性和女性元件，那时尚未分化的性腺在女孩体内转化成卵巢，在男孩体内则转化成睾丸。在这两种情况下，性腺均将决定该个体的性征发育。

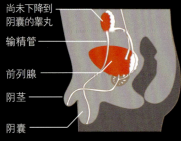

尚未下降到阴囊的睾丸
输精管
前列腺
阴茎
阴囊

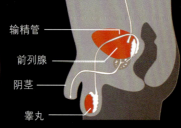

输精管
前列腺
阴茎
睾丸

1 男性性腺
在第七周时，胎儿是XY（男孩）或XX（女孩）已经确定。如果性腺演变成睾丸，则未分化的性腺在下降入阴囊的过程中体积也逐渐增大。

2 睾丸下降
大约在第八周时，睾丸离开腹腔，开始向阴囊下降。对于男孩而言，睾丸的存在及其分泌激素的作用都是必需的。

羊膜穿刺术

▶ 这是研究围绕胎儿的羊膜囊中羊水的一种测试。经腹部将空心针穿刺入子宫壁之后，抽取少量的液体。该项操作并非常规检查，而且是一种有创检查。当怀疑存在通过其他检查无法确定的异常情况（如脊柱裂或代谢性疾病的检查）时才会采用该方法。

羊水的成分
98 % 水

2% **有机溶质：** 蛋白质、脂类、糖类和非蛋白质氢化成分。
无机溶质： 锌、铜、铁和镁

染色体研究

通过羊膜穿刺术可获得细胞遗传图（染色体图），由此可发现不同的染色体疾病，如唐氏综合征（在第21对染色体上多出一条染色体）或存在可导致神经或代谢性疾病的异常基因。

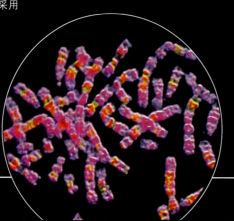

160

这是子宫内生命在其早期每分钟心跳的次数。到妊娠结束时，心跳降至每分钟120次。

下肢
在此阶段，下肢快速地成比例生长，长度超过手臂。

骨骼
可通过X线来辨别，已经开始从软骨变成钙化的骨骼。

味蕾

在此阶段发育，但只是在妊娠的最后3个月才被激活。舌头上大约有近万个味蕾。

舌

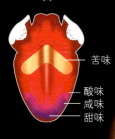

- 苦味
- 酸味
- 咸味
- 甜味

第4个月

长度：15厘米
重量：150克

大脑的变化

➡️ 大脑继续生长，并开始发育产生皱褶。在子宫内的大多数时间中，大脑每秒钟产生许多个神经细胞。很大一部分能量被集中用于这一极其重要的器官的发育。此阶段中生长最显著的大脑区域是控制运动技能和记忆的部分。控制基本冲动（如饥饿）的区域也正处于形成阶段。

运动皮质
将向肌肉发送信号以使肢体运动。

前运动皮质
将协调更复杂的运动，如演奏乐器。

手指
胎儿基因的独特性也开始在指纹的发育上表现出来。

耳朵
听小骨（小骨）开始硬化，胎儿能够感觉到母亲的声音及心跳。

循环系统

➡️ 胎儿通过脐带自胎盘接收氧气和营养成分，因此其循环系统不同于新生儿。在子宫内，胎儿的心脏是通过动脉导管和静脉导管与肺脏和肝脏相互连接的一个系统的中心，这些导管在出生后将闭合并形成韧带。

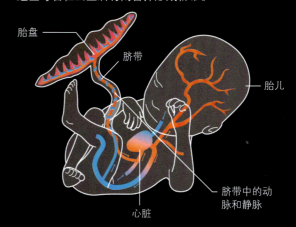

- 胎盘
- 脐带
- 胎儿
- 脐带中的动脉和静脉
- 心脏

上腔静脉
右心房
卵圆孔
右心室　主动脉
左心房
左心室

心脏

在此阶段，心脏按照妈妈的心率跳动，每天泵出约25升血液。与身体相比较而言，心脏较大。胎心的卵圆孔是可以让血液从右心房向左心房循环的一个小孔。卵圆孔将在出生后的前3个月中闭合。

皮肤
仍然是半透明的、质薄、有皱纹，可透过皮肤看到发育中的血管和骨骼。

上肢
胎儿开始移动并屈曲其上肢的关节。

剧烈运动

子宫内的生命在第五个月发生了显著变化：胎儿的运动变得更加明显、剧烈，通过触摸可以感受到胎儿的运动。这个时期，超声波检查是十分必要的，可以检查胎盘的位置是否正常、子宫和胎盘间的血液循环是否正常以及是否存在早产的风险。这时，未来宝宝的身体特征已经清晰可见了。●

有力的运动

由于内部器官的成长发育加速，胎儿变得更加活跃。它通过翻身及左右移动，试图在子宫中找到更舒服的位置。胎儿开始探索它所生活的环境，运动十分剧烈甚至可以被清晰地观察到。母亲总是能够不经意地感受到胎儿的踢动。通过特殊设备，贴近母亲的腹部能够听到胎儿的心跳。

胎毛
妊娠第五个月时出现的纤细体毛，覆盖于全身表面。

脊髓

胎儿体内的脊髓开始发育。脊髓将成为大脑同身体其他部位之间沟通的桥梁。脊髓通过神经接收并传送信息。神经冲动刺激肌肉产生动作。

肌肉运动

1 大脑处理感官数据，并将信息送至脊髓。

2 脊髓自大脑处接收神经冲动，并将反应信号送至肌肉。

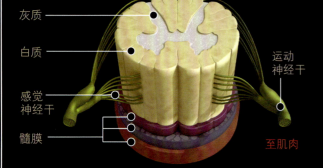

灰质

白质

运动神经干

感觉神经干

髓膜

至肌肉

内部器官

正处在逐渐发育成熟的阶段，很多器官已经形成。然而，胎儿的肺部及消化系统尚未发育完全。胎儿尚不能维持体温，也无法在子宫外部生存。

第5个月

长度：20厘米
重量：500克

头部
身体发育最活跃的部分。眼睛、口、鼻和耳朵几乎已完全形成。

羊水
宝宝能够吞下羊水，由于味蕾已经开始发育，因此，他甚至会品尝漂浮于其中的物质。

检查

对于妈妈来说，定期进行产前检查尤其重要，其目的是检测胎儿可能发生的任何问题或畸形。可通过不同的技术确定胎位及其特征的发育。声谱仪可合成内部器官或包块的图像用于诊断。三维磁共振成像（MRI）可用于之前无法检测的疾病和病变的诊断，这种检查对胎儿无害。四维超声可用来对胎儿进行实时监测。

磁共振成像

当通过其他技术难以确定胎位时，可使用磁共振成像技术。该项检查有助于分娩方案的选择。与传统的X线检查不同，磁共振成像过程中不会释放出任何电离辐射，因此不会对胎儿产生有害作用。从怀疑存在胎儿畸形的那一刻起直至分娩，建议进行该检查。

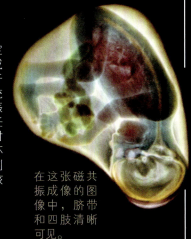

在这张磁共振成像的图像中，脐带和四肢清晰可见。

四维超声检查

将时间维度加入超声检查中更易于对胎儿进行观察，父母能够以三维的形式实时观察胎儿的运动。四维超声的应用不仅仅局限于产科，此项技术也是检查其他器官状况的一种工具，如肝脏、子宫和卵巢。

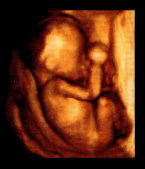

实时观察
在三维超声中可清晰地分辨成长中的宝宝，还能观察到胎儿的运动。

防御系统

随着胎儿身体和器官逐渐变得完整，它现在已经进入了成熟阶段，防御系统的建立就是诸多可视为达到成熟的特征之一。脂肪沉积并迁入身体的不同部位，如颈部和胸部，用来产生体热和维持体温。胎儿还发育形成了稚嫩的免疫系统，对某些感染提供部分的防御作用。

生命之歌

虽然耳朵尚未发育完全，但是它们除了能够感知来自妈妈的声音（心跳声、胃鸣）之外，已能感知来自外界的声音。妈妈的生理状况和情绪会对未来的宝宝产生强烈的影响，此时宝宝已能随时判别事情是否处于正常状态。

听力系统的精细发育

在妊娠的第六个月，耳朵的发育已经趋于完善。胎儿可以感知到子宫外的声音，且能够听到很大的声音。耳蜗（在内耳）是对声音进行加工处理的关键部位，此时已经拥有了其特征性的螺旋形状。第六个月是胎儿为成为一个独立生命作准备的一个月。●

识别出父母的声音

随着听觉的完善，宝宝不仅能够听到来自外界的噪音和声音，还能记住这些声音。妈妈和爸爸的声音，胎儿都能识别出来。由于胎儿能够对外界刺激产生反应，因此通常建议父母多交谈、多播放音乐。宝宝还能随着音乐的节奏活动，并表现出音乐偏好。随着鼓膜的完全发育和功能的完善，胎儿此时能够听到自身发出的声音，比如它自己的心跳声。

平衡

听力功能对于平衡感也至关重要。内耳中含有液体，能向大脑传递神经冲动，以更新关于身体的运动和保持平衡与姿势的相关信息。

3毫米

这是镫骨的大小，镫骨是耳朵中最小的骨头。

原发听皮层
接收输入的声音。

局部放大

联合皮质
对声音进行解释。

声波通道

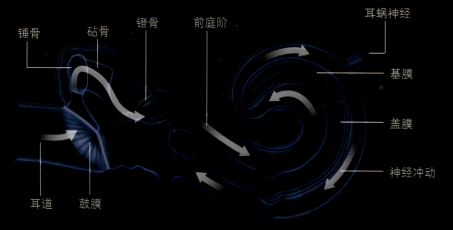

锤骨　砧骨　镫骨　前庭阶　耳蜗神经

基膜

盖膜

神经冲动

耳道　鼓膜

1 声波进入外耳道，并被传至鼓膜。

2 鼓膜以振动的形式接收声波，继而将振动传递至耳蜗。

3 在耳蜗中，柯蒂氏器通过毛细胞收集振动。

4 耳蜗中的纤毛受激振动，并刺激神经向大脑发送信息。

15 000

这是柯蒂氏器中毛细胞的数量。这些细胞将声波振动转变成神经冲动，该神经冲动被传递至大脑并加工处理成声音。

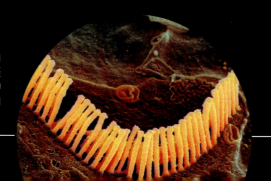

20小时

这是胎儿每天睡眠的时间。当胎儿醒来时就会非常活跃。

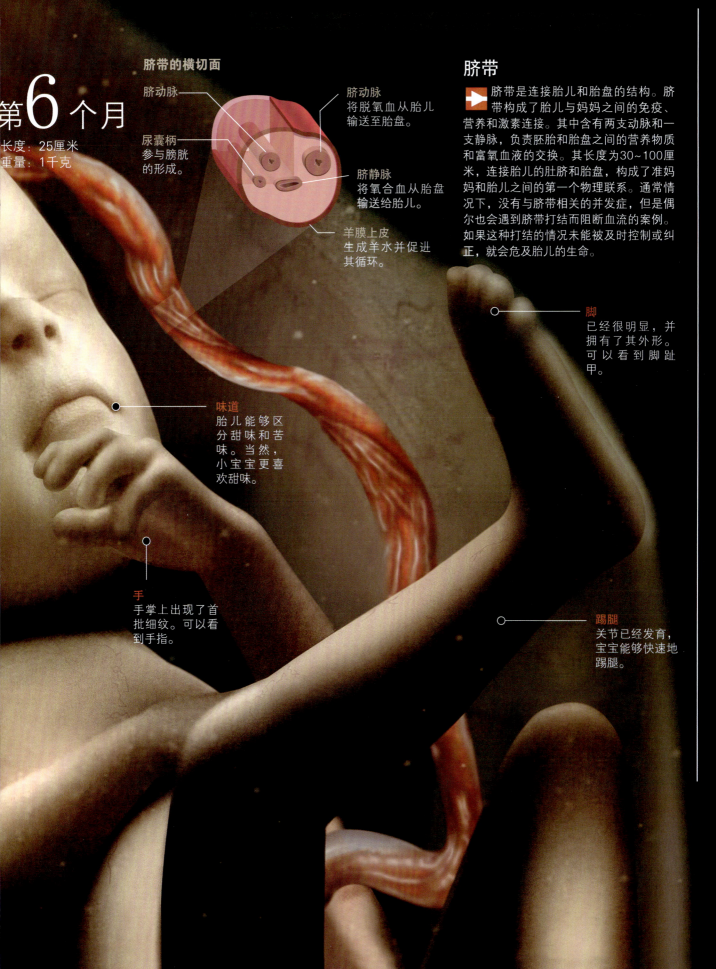

第6个月

长度：25厘米
重量：1千克

脐带的横切面

脐动脉

尿囊柄
参与膀胱
的形成。

脐动脉
将脱氧血从胎儿
输送至胎盘。

脐静脉
将氧合血从胎盘
输送给胎儿。

羊膜上皮
生成羊水并促进
其循环。

脐带

脐带是连接胎儿和胎盘的结构。脐带构成了胎儿与妈妈之间的免疫、营养和激素连接。其中含有两支动脉和一支静脉，负责胚胎和胎盘之间的营养物质和富氧血液的交换。其长度为30~100厘米，连接胎儿的肚脐和胎盘，构成了准妈妈和胎儿之间的第一个物理联系。通常情况下，没有与脐带相关的并发症，但是偶尔也会遇到脐带打结而阻断血流的案例。如果这种打结的情况未能被及时控制或纠正，就会危及胎儿的生命。

味道
胎儿能够区
分甜味和苦
味。当然，
小宝宝更喜
欢甜味。

脚
已经很明显，并
拥有了其外形。
可以看到脚趾
甲。

手
手掌上出现了首
批细纹。可以看
到手指。

踢腿
关节已经发育，
宝宝能够快速地
踢腿。

分秒向前

怀孕最后3个月的开端是妊娠期的一个关键点。胎儿骨骼加强和钙化的过程开始了，宝宝的身体需要更多营养，如钙、叶酸和铁。宝宝已经能够张开和攥起它的小手（很快将拥有清晰的指纹），还能够张开和闭合嘴巴，吐出舌头，甚至能够吮吸自己的大拇指。胎儿的皮肤仍然很薄，但是已经开始变得不再透明。骨骼和肌肉开始具有更好的连贯性。器官已经发育成形。●

骨骼钙化

▶ 宝宝的骨骼已经通过钙和磷的累积而开始被强化。骨骼的生长受到多种激素的调控。随着骨骼变得越来越坚固，给予适当的营养以提供足量的钙、维生素D、蛋白质、铁和叶酸非常重要。

胎儿体内骨骼的数量为

300块。

在出生之后以及成年之前，骨骼系统会经历一个融合过程，从而使身体的骨骼数量降至206块。

骨膜
覆盖骨骼外表面的薄膜。

骨髓
骨骼中心腔中生成红细胞的物质。

密质骨
质量重且致密的骨骼外层。

骨单位
包括多层骨组织的密质骨的单位。

松质骨
骨骼的内层，由骨小梁的网络构成。

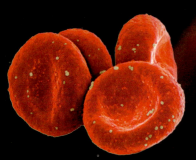

红细胞

钙化的长骨（如股骨）中称为骨髓的液体物质开始生成红细胞，在某些骨腔中可发现骨髓。

第7个月

长度：30厘米
重量：1.5千克

中枢神经系统

大脑皮层的皱褶快速发育，在本月的月底时更加显著。体温和呼吸已经开始受到中枢神经系统的控制，中枢神经系统控制空气的吸入。

胎儿睁开了眼睛

眼睛的结构实际上已经完全成形。胎儿能够睁开和闭上它的眼睛，这双眼睛在出生后第二周之前都是天蓝色的，因为确定的色素沉淀要在暴露于光线之后才能取得。

随着眼睛的整体发育，胎儿已经能够区分明暗。既然胎儿已经可以轻而易举地将它的小手放入口中，它或许也能清晰地看到自己的小手。

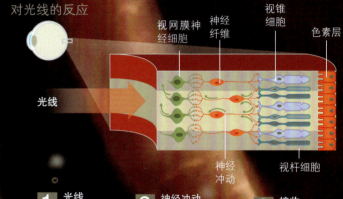

对光线的反应

视网膜神经细胞　神经纤维　视锥细胞　色素层

光线

神经冲动　视杆细胞

1 光线
通过瞳孔进入，并到达视网膜的色素层。

2 神经冲动
当视锥细胞和视杆细胞受到刺激时，就将冲动传递至神经纤维。

3 接收
视网膜神经细胞接受神经冲动，并将其转送至大脑。

葡萄糖耐量测试

在妊娠第七个月时，需要进行一项关键的测试，来检测是否存在妊娠期糖尿病（在妊娠期间发生的糖尿病）。在该项称为葡萄糖耐量试验的检查中，让空腹女性口服一定量的葡萄糖（约50克）。1小时之后，抽取血样并测定葡萄糖水平。

皮肤
不再是透明的，并开始呈现某种肤色。脂肪层开始在表皮下累积，使皮肤更加光滑。

反射
经典的吮吸反射在第七个月时已经发育完全。

关键时刻

第八个月的妊娠使胎儿发生了许多明显的变化。胎儿面部的胎毛消失，四肢变得丰满。分娩即将来临，在本月月底，大多数胎儿呈现头朝下的胎位。胎儿在子宫内活动的空间降至最低限度，因此在这段时间中，胎儿几乎一直保持安静。除了肺脏之外，其他器官的功能已经完善。肺功能不完善是婴儿在此阶段出生要面对诸多风险的原因之一。●

胎便 是一种见于胎儿肠道中的暗绿色物质。是胎儿出生后排泄的第一种物质。

最后的准备

▶ 第八个月伊始，未出生宝宝的踢腿变得更加有力、频繁。宝宝开始向其最终位置移动，在大多数情况下为头位（头部朝向骨盆），但是有时为臀位（臀部朝向骨盆）。如果宝宝为臀位，则可能需要进行剖腹产。通常情况下，在此阶段可通过超声检查来确定宝宝已经足够重。

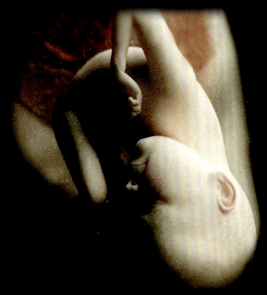

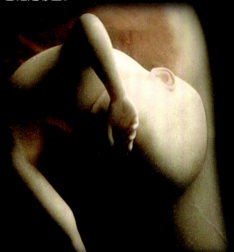

2 头先露
在90%的情况下，胎儿的位置处于这样的状态，以便在分娩过程中让头先出来。

肺表面活性物质的出现

在妊娠的第八个月，肺泡中出现了一种称为表面活性剂的物质。这种液体覆盖着肺泡，肺泡由血管包裹，其表面提供气体交换的空间。在肺脏中，这种表面活性剂保持平衡，并使肺脏在每次呼吸时能避免完全塌陷。在存在蛋白质以及含有疏水区和亲水区脂质的情况下，水被前者吸收，空气被后者吸收。在第八个月出生的宝宝可能会为缺乏表面活性剂而患病。

1 空间缩小
因为胎儿的体积已经非常大，所以它此刻几乎没有活动的空间。因此，它开始强有力地转身和踢腿。

胎儿在出生之前所拥有的肺泡数量为

2 000万。

肺的发育一直持续到8岁，此时儿童将最终拥有3亿个肺泡。

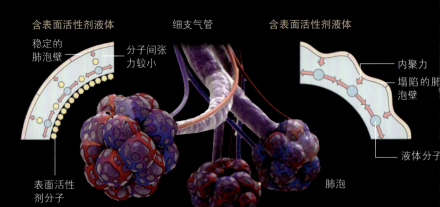

含表面活性剂液体　　　细支气管　　　含表面活性剂液体

稳定的肺泡壁　　分子间张力较小

内聚力
塌陷的肺泡壁

液体分子

表面活性剂分子　　　肺泡

第8个月

长度：35厘米
重量：2.5千克

肾上腺
位于肾脏上方，该腺体合成肾上腺素，此时其大小已经相当于十几岁的青少年的腺体大小。

皮肤
粉红色，光滑。胎儿继续在表皮中积累脂肪储备。曾经对其具有保护作用的毛发消失。

3 最终位置
胎儿已经处于分娩之前的最终位置，其臀部开始压迫妈妈的盆膈。

内脏
除了肺脏尚未被表面活性剂完全覆盖之外，其他脏器都已发育完全。

味觉
胎儿喝进羊水，并且已经能够用发育中的味蕾辨别味道。

耳朵
已经发育成熟。胎儿对低音的感知能力优于高音。

胎儿激素合成的能力是成年人的

10倍。

该比例在出生之后下降。

视力
胎儿开始眨眼。虽然胎儿尚不能完全看清事物，但是它的瞳孔已经能够根据其接受光线的强弱而放大或缩小。

强光刺激

虹膜的环状肌纤维收缩。

放射状肌纤维舒张。

弱光刺激

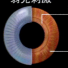

虹膜的环状肌纤维收缩。

放射状肌纤维舒张。

Rh血型不合溶血病

当宝宝妈妈的血型为Rh阴性，而爸爸为Rh阳性时，爸爸会将Rh阳性的血型遗传给宝宝。在这种情况下，一些宝宝的红血球有进入妈妈的血液中的危险。对于妈妈的血液系统来说，具有Rh因子的红血球是异物，妈妈的机体将通过产生抗体设法将其清除。在首次妊娠之后发生这种情况的风险将会增加。

甜蜜期盼

妊娠即将结束。在最后的几个月中，除了肚子和乳房的增大之外，由于激素水平的改变，妈妈的生理状况和情绪也发生了许多变化。现在，距离分娩仅一步之遥，妈妈可能会睡不好，很容易疲劳。另外，在这种情况下，对于每一位女性来讲，某种程度的恐惧和焦虑感是在所难免的，因此更需要详细了解一些信息。●

腺泡

是生成乳汁的功能单位。

泌乳细胞
每个细胞作为一个完整的单位，有资源来生成乳汁。

内腔
分泌的乳汁在此处储存。

排乳
当乳腺中的管道因缩营养素的刺激而收缩时（泌乳反射），乳汁通过输乳管流向乳腺的输乳管窦。

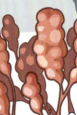

动脉血
静脉血
肌上皮细胞
乳管

乳房

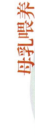

由脂肪组织和一套从乳腺延伸至乳头的管道体系构成。整个管道体系被两层细胞覆盖：内层（上皮）和不连续的外层（肌上皮）。在妊娠伊始，激素黄体酮水平的升高引发了乳房的增大，这在产前6周中就发生了。

生理变化
妊娠过程中，乳房逐渐增大，乳晕和乳晕颜色加深，乳房的皮肤头和乳晕时间松弛，其中的管道扩张。

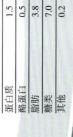

乳头
输乳管通向此处。

乳晕
直径为15~25毫米的一个环形区域，其中含有大脂腺。乳晕的大小随妊娠时间而发生改变。

乳汁成分

成分	%
水	87
蛋白质	1.5
酪蛋白	0.5
脂肪	3.8
糖类	7.0
其他	0.2

母乳喂养
宝宝不仅需要乳汁的哺育，还需要与妈妈之间的亲密接触。

输乳管
最大的输乳管在乳头中，并延伸分布到乳房中。

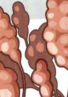

乳房小泡

乳管　输乳管窦

每3个月的变化

妊娠持续40周。按照惯例，该过程被分为3个阶段。每一个阶段对应着胎儿在不同发育时期所产生的多个一系列特定的改变。其中许多转变是痛苦的，例如膨大的子宫会对脊柱产生压迫，准妈妈的体重也会增加，并出现头晕、情绪波动，心率也会有所改变。

❶ 前3个月

在妊娠的前3个月中，孕妇的身体为携带胎儿做准备，乳房做准备，开始为哺乳做准备。头晕和恶心在此阶段比较常见。此外，确切原因尚不清楚，在某些激素的作用下会产生不断清空膀胱的需要，因此排尿次数增多也是正常的。另外一个明显的变化是腰围开始变大。

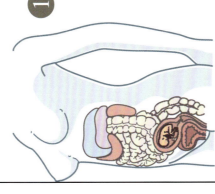

❷ 中间3个月

是女性怀孕开始明显可见的时期。此时子宫从耻骨膨胀到肚脐，隆起的腹部已显而易见。循环系统的变化导致心率改变。因下肢的血液通过静脉回流困难，也可能会出现双腿静脉曲张。

❸ 末期3个月

腹部皮肤伸展，可感觉到很轻柔长大。子宫已经长大，并压迫膀胱，一些孕妇可能会出现尿失禁。在此期间，背痛的情况更加常见。腹部的膨大经常会引起脊柱的畸形。一些孕妇可能出现呼吸困难和顽固的疲劳感。发生痔疮的情况也比较常见。

40%

妊娠女性的心脏泵出血量增加40%。

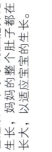

新生命

已经从一个小小的胚胎开始生长，妈妈的整个肚子都在长大，以适应宝宝的生长。

重要的变化

1 月经停止
月经规律（28~30天）的女性很容易就会发现这个变化。

2 不舒服
乳房瘙痒、恶心、头晕和疲倦，这些不适感有时在第一个月末结束时就会出现。

3 子宫膨胀
出现在第八周时，可通过妇科检查发现这种变化。

4 感觉到胎儿活动
第四个月伊始，通过超声波检查可能会发现胎儿手脚的活动。

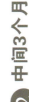

分娩，新的开始

最后，期盼已久的那一天终于到来了——妊娠结束和分娩的那一刻。分娩随着规律宫缩的出现开始了。分娩包括4个产程：宫颈扩张、向外娩出胎儿、胎儿娩出和胎盘娩出。随着子宫的每一次收缩，胎儿的头部逐渐出现，大约15分钟之后，身体的其他部分自行露出，脐带被切断。●

分娩

分娩是胎儿和妈妈共同努力的过程。分娩分为4个步骤：宫颈扩张，随着宫缩而开始；向外娩出胎儿，胎儿向下通过产道；胎儿娩出；胎盘娩出。当脐带被切断后，新生儿就开始用自己的呼吸系统独立呼吸了。

1 宫颈扩张

当妈妈的子宫开始收缩时，胎儿的身体上部被向下推，胎儿开始了下降的过程。在胎儿进入产道之前，需要通过的第一个狭窄区域是妈妈的骨盆。

侧视图

羊膜囊
充满了羊水，可保护胎儿，并为其提供活动的空间。

斜径
11厘米

第9个月

长度：50厘米
重量：3千克

胎儿监测

在分娩过程中，需要对胎儿的心率进行监测，正常范围在每分钟120~160次。随着每一次宫缩，胎儿的心率下降，然后恢复至正常。如果没有该心率下降过程，则可能存在问题。

次/分钟

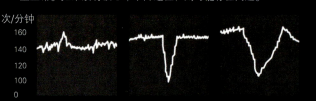

正常心率	正常减速	减速延迟

2 第一个狭窄区域

骨盆是胎儿必须面对的第一个狭窄区域。为了穿越骨盆，胎儿按照最大直径（即斜径）调整其头部位置，斜径通常为11厘米。

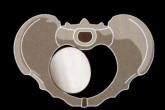

宫缩

▶ 规律且频繁的子宫收缩一般在分娩当天出现。在自然和自发的分娩中，宫缩是不可避免的。子宫是一块肌肉，每一次宫缩都会缩短子宫颈的肌纤维，使其收缩并敞开。宫缩阶段是第一产程，而且是最重要的产程。如果该过程进展顺利，宝宝将自然地从子宫中出来，开始了在外面世界的旅程。如果没有宫缩，妈妈将无法推挤宝宝，那样将必须求助于辅助性分娩技术。

推挤胎儿

1 在为分娩做准备时，妈妈的子宫开始频繁收缩。

2 妈妈的子宫收缩，在上部产生更大的压力，将胎儿向外推挤，使其下降。

3 随着每次宫缩，宫颈口逐渐扩张。其直径达10厘米时即为完全扩张。

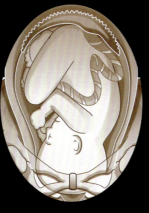

10厘米

子宫颈
子宫收缩导致子宫颈逐渐扩张。当开口直径达10厘米时即完全扩张。从这时起，分娩进入第二产程。羊膜随时可能破裂。

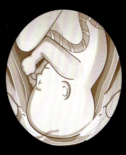

子宫颈

松弛

每次宫缩之后，妈妈的子宫放松，从而使胎儿能够得到充足的氧气。如果子宫没有松弛，达到胎儿的血量会由于子宫收缩压扁了血管而减少。

颅骨
在出生后18个月内，颅骨的骨头之间将存在缝隙，这些缝隙将来会融合。

孔径
9厘米

骨盆

获悉准妈妈的骨盆的形状和大小对于确定将来分娩的难度是非常重要的。妈妈的骨盆和宝宝头部的大小之间的任何差异都有可能妨碍正常的分娩。

骨盆入口
13厘米

圆骨盆
为最常见的骨盆形状，有时可为椭圆形。骨盆出口通常为菱形。

骨盆出口
11厘米

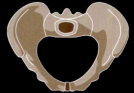

骨盆入口
12厘米

三角形骨盆
有些孕妇的子宫入口为三角形，出口更加狭窄。这种情况会使分娩更加复杂。

骨盆出口
10厘米

4 **来到外面的世界**
当头部通过产道之后，宝宝的肩膀就会逐渐通过产道。身体的其他部分就可以很轻松地分娩出来了，最后切断脐带。

缓解疼痛
某些自然方法（如放松和深呼吸）有助于缓解妈妈在分娩过程中的疼痛。有些情况下，在每次宫缩开始时，可以由医生通过面罩给予1：1的空气和氧化亚氮混合气体吸入。另一种选择是利用硬膜外麻醉来缓解骨盆疼痛。这种麻醉需要将针头刺入椎管中来完成。硬膜外麻醉可以麻醉骨盆和下腹部的神经，这种注射方法降低了妈妈感觉到宫缩的可能性。

3 **产道**
胎儿发现产道已经扩张，它将头部贴靠在骨盆上。它的头部向尾椎方向推压，从而能够从产道向外移动。

首次分娩的妈妈的子宫颈扩张的速度为

1 厘米/小时。

在其后的分娩中该速度会增快。

分娩之后

宝宝出生之后，小家伙和妈妈都会发生许多变化。当脐带被切断之后，宝宝开始自己呼吸，它的循环系统是完全自主的。对于仍处于疼痛中的妈妈来说，她拥有的是积满乳汁的乳房和一个啼哭的宝宝，这种情况会使妈妈感到很有压力。在这个新的阶段，对于初为人母的妈妈来说，最正确的事情就是用她的直觉来判断这个期盼已久的宝宝需要什么。同时，宝宝的爸爸也将享受跟宝宝之间更深入、更密切的关系。●

循环系统的变化

胎儿的循环系统从胎盘接收氧气和营养，但是当脐带被切断之后，这个系统就不同于从前了。胎儿的心脏通过脐带自妈妈的体内获得血液，具有一个称为卵圆孔的椭圆形开口。这个开口使血液能够从左心房流向右心房，在出生之后卵圆孔关闭。动脉导管是将血液从肺输送至主动脉的一个管道，它在宝宝出生之后也会关闭。同样的事件也发生于脐带的血管。当这些管道闭合之后，仍存在于新生儿循环系统中的管道将会变成韧带。

脐带被切断之后

4 脐带被切断时，宝宝就不能从妈妈那里得到血液了。

6 血液在肺中进行氧合，继而通过肺静脉进入主动脉。同时，卵圆孔闭合并在其位置上形成一条韧带。

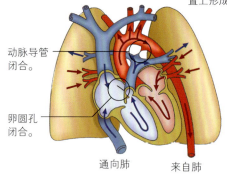

动脉导管闭合。

卵圆孔闭合。

通向肺　　来自肺

5 新生儿进行第一次呼吸，并首次用空气填满了自己的肺。血流的方向发生逆转。

脐带被切断之前

1 氧合血通过脐带进入右心房。

2 当肺收缩时，就会对血液产生反向的压力，使其改变流向。

3 血液大部分通过卵圆孔进入主动脉，少量通过动脉导管进入主动脉。血液进入主动脉之后就会分布到全身。这些血液为胎儿带去氧气和营养成分。

来自上部　　　通往上部

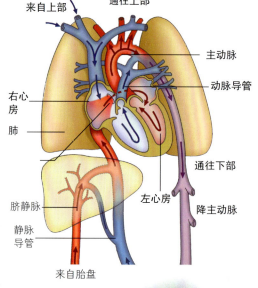

主动脉

动脉导管

右心房

肺

通往下部

左心房

降主动脉

脐静脉

静脉导管

来自胎盘

性机能障碍

产后数月夫妻之间的性生活经常会引起创伤。产后初期，由于宝宝成为了新的关注中心，性欲可能会降低。此外，在产后的最初3个月中，由于激素变化导致润滑成分缺乏，可能引起阴道干燥。分娩引起的创伤所致的瘢痕引起交合时的疼痛也比较常见。这些都是一个时间问题——适应这种新状况所需的时间以及让自己经历新的感受所需的时间。

激素变化

▶️ 在妊娠期间，由垂体前叶合成的泌乳素的水平升高。在妈妈哺乳期间，这种激素一直保持在较高水平。泌乳素是使乳腺产生乳汁的激素。妊娠之后分泌的另一种激素是缩宫素，它所引起的反射使乳汁自乳头流出，这种激素由垂体后叶合成。泌乳素和缩宫素对于哺乳而言均为关键激素，宝宝吮吸乳头会刺激这两种激素的分泌。随着宝宝的成长，对乳汁的需要量也随之增加，乳汁的分泌量也同样增加。

30升

这是妈妈在1个月中能够分泌的乳汁的平均量。母乳中含有乳糖（一种糖类）、蛋白质和脂肪。

一切都恢复正常

产后，产道逐渐恢复至妊娠之前的状态。子宫以液体的形式将残留的胎盘组织（称为恶露）排出，起初为红色，之后则成为发白的颜色。阴道逐渐恢复至原来的状态。

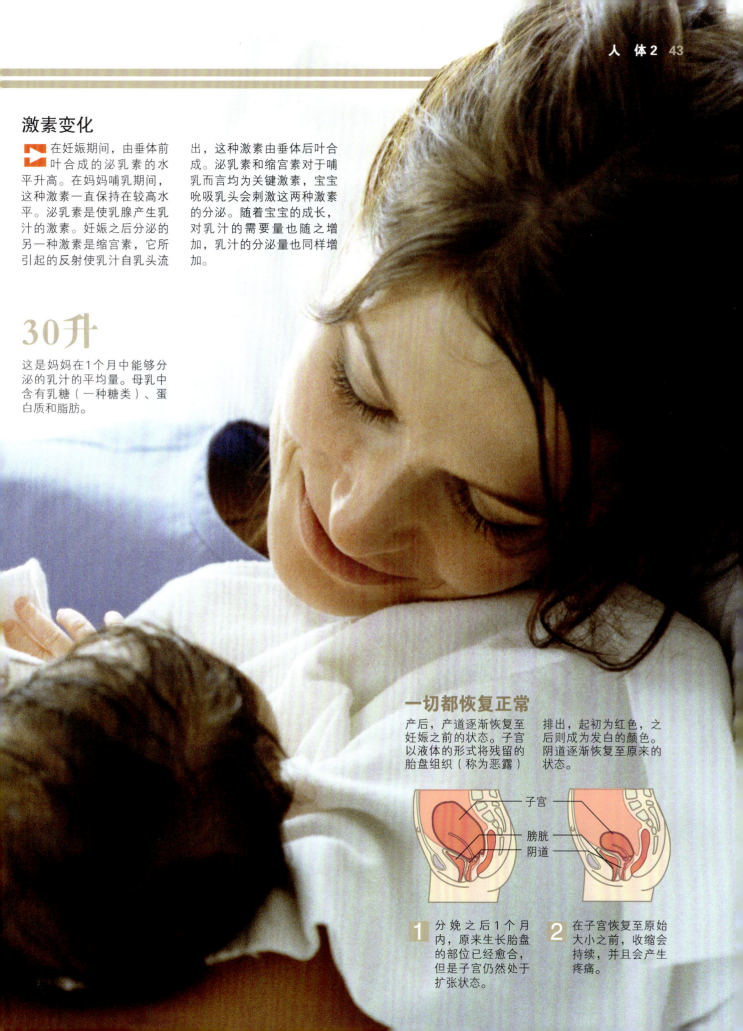

子宫
膀胱
阴道

1 分娩之后1个月内，原来生长胎盘的部位已经愈合，但是子宫仍然处于扩张状态。

2 在子宫恢复至原始大小之前，收缩会持续，并且会产生疼痛。

为何如此相似

宝宝拥有像妈妈一样的眼睛，像爸爸一样的头发颜色，鼻子像爷爷，嘴巴像奶奶。这些同亲属的相似性是由基因遗传决定的。来自爸爸的基因与妈妈卵细胞中的基因相结合，形成了最终将成为一个新的人体的单细胞。通过宝宝在子宫内的生长过程中所发生的细胞分裂，基因将展开，显性基因将覆盖隐性基因。对于双胞胎来说，其长相相似是因为他们拥有相同的基因。●

DNA的结构
DNA分子由相互缠绕并形成双螺旋结构的两条链组成。连接两条链的是4种核苷酸碱基，它们以特定的互补的方式相互结合，并为细胞提供指令。

鸟嘌呤

腺嘌呤

胸腺嘧啶

胞嘧啶

磷酸基团

基因
每一个人体细胞（少数除外，如红细胞）有一个细胞核，在细胞核内有包含在染色体中的基因。每一个细胞核拥有携带了个体基因信息的16条染色体。每一个基因拥有一个信息编码，确定人体的一项特征，如头发的颜色。每一个生命个体都拥有自己的基因信息，这些基因保证了个体以确定的方式生长和运作。

碱基
2 当两条链相对排列时，碱基即相互配对。腺嘌呤与胸腺嘧啶相匹配，鸟嘌呤和胞嘧啶相匹配。

互补DNA链

指令
核苷酸碱基（腺嘌呤、胞嘧啶、鸟嘌呤和胸腺嘧啶）的序列决定了将被传递的信息。

同卵双生和异卵双生
据估计，每70次分娩中就会有一对同卵双生（单卵双生）或异卵双生（双卵双生）。同卵双生拥有相同的基因，因此长相相似且性别相同。它们来自同一个受精卵。在一些情况下，双胞胎共享一个胎盘。另一方面，异卵双生年龄相同，但是其遗传物质不同。它们来自在同一时间排出，且由不同的精子授精的两个卵细胞。

1 ## DNA链
每一条链都由核苷酸序列组成。每一个核苷酸由一个磷酸基团、一个戊糖和一个含氮碱基构成。

25 000
这是人体的每个细胞的细胞核中所含的基因数量。

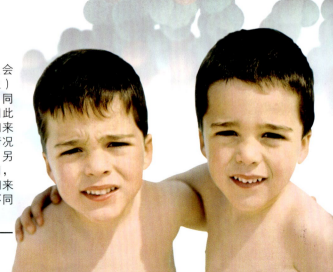

染色体

就像长长的细线，缠绕成X形，其中含有DNA。遗传信息就储存在这些染色体中。它们的特征性形状有助于将基因传递给下一代。每个细胞中含有46条染色体，排列为23对。为了产生配子，细胞分裂2次，从而使细胞中含有23条染色体，而非46条。当这样的性细胞相结合时，它们所产生的细胞为受精卵，其中含有形成一个人所必需的46条染色体。

女性
女性的正常染色体组型为46XX。

男性
男性的正常染色体组型为46XY。

③ 双螺旋
最普通的DNA结构为双螺旋，由两条链结合而成。

④ 染色体
受精卵有一个含46条染色体的细胞。随着受精卵在母亲的子宫内生长，基因会着手组建胎儿的器官。它们将决定胎儿的性别以及躯体的结构。

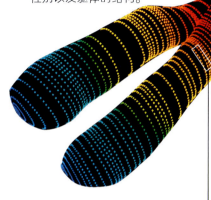
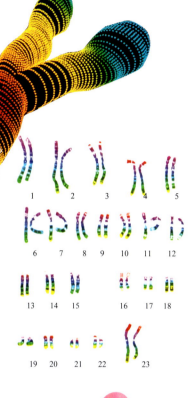

23对染色体
按照其大小进行了分类。最大的染色体对成为1号染色体，次之者为2号染色体，由此排序直至最后1对，要么是XX，要么是XY。通过这种分类，可对每条染色体的基因进行定位和研究。

DNA的结构

相似性
在观察不同的脊椎动物胚胎时，我们会发现它们之间的相似性非常明显。这些相似性表明它们均起源于共同的祖先。机体各部分的发育均以极其相似的基因为标志。在形态学上，所有的胚胎都拥有一个分段的尾部，有两个腔的心脏和鳃裂。最大的差异见于鱼类，它们保留了鳃裂。在其他种群中（两栖动物、鸟类、哺乳动物），一个鳃裂转变成耳道，另一个则转变成咽鼓管。尽管外形产生了变化，但是可观察到的内部组织的样式则往往保留下来。

遗传发育
	20天	40天	新生个体
鸟类			
绵羊			
人类			

定做的宝宝
遗传学也被用来发现宝宝将拥有哪些基因。如果爸爸和妈妈存在基因缺陷，他们可选择进行胚胎植入前遗传学诊断，以确保将来生出健康的宝宝。这种尚存争议的方法能够确定胚胎将发育成男孩还是女孩，同时也能预防可遗传的健康风险。在胚胎植入之前，妈妈服用药物以产生卵细胞，然后这个卵细胞与来自父亲的精子相结合而受精。然后对胚胎细胞进行DNA检验，进而选择2个或3个健康的胚胎，并将其植入妈妈的子宫内。

微生物

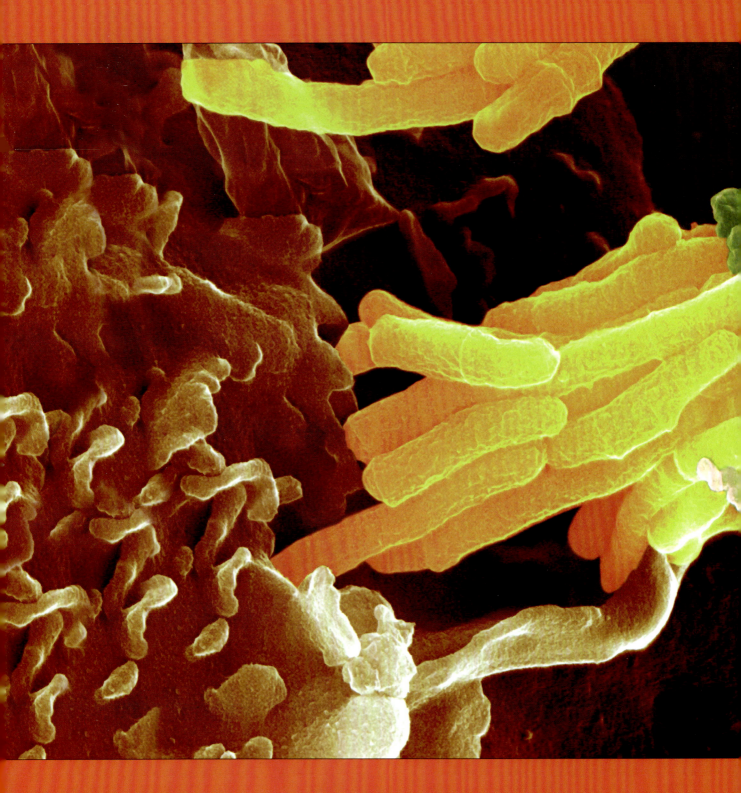

什么是细菌？什么是病毒？抗生素如何对病毒发挥作用？红细胞和白细胞在履行其职责时发挥了什么样的功能？你知道白细胞的体积比红细胞大吗？你知道白细胞可以通过改变形状来通过毛细血管壁，从而到达不同的组织，并捕获诸

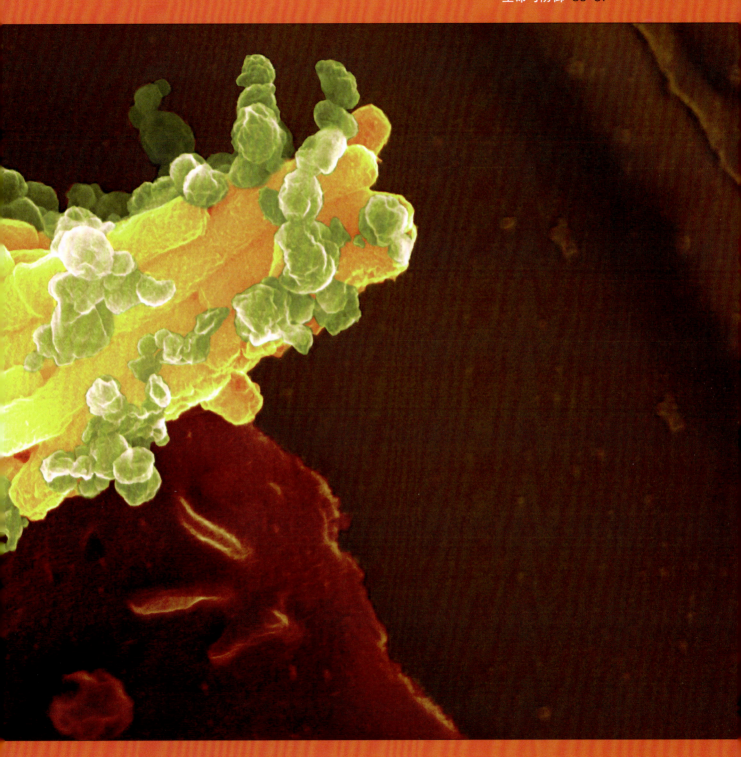

结核菌的图片
感染血细胞的结核分
枝杆菌（黄色）。

如细菌或癌细胞之类的妨碍机体健康的外源
生物体吗？本章，我们还将向你展示人体的
另一套防护系统——血小板是怎样预防出血
的。在了解我们身体内部功能的同时，这些
令人惊讶的精美插图和丰富的信息将会让你
着迷。●

细　菌

细菌是地球上体积最小、数量最多、最顽强的生命形式。它们的体积非常小，以至于1毫升的唾液中可能含有高达4 000万个细菌细胞。从我们的皮肤到石头上最小的裂缝，细菌无处不在。大多数细菌为无害菌，甚至对其他生物的生存至关重要。但是另一些则具有致病性，能够引起疾病，其中包括一些致死性疾病。虽然几乎所有的细菌都从其周围环境中吸收物质为自身提供营养，但是有一些细菌却可以利用太阳能，还有一些甚至能够利用火山喷发中的化学能。所有细菌都是由一个细胞构成，经常通过一分为二的形式进行繁殖。●

70% 的抗生素
是通过细菌发酵生产的。

什么是细菌?

▶ 细菌具有在极端恶劣的环境中生存的能力，甚至在250℃高温下仍可存活。因此，细菌是地球上最古老的生命机体。在常见的栖息环境中，如人类的口腔，1毫升唾液里所含的4 000万个细菌细胞可分属多达25种不同的细菌种属，试想在全世界上可能有多少种细菌——成千万上亿个种属，但是，仅有1%的细菌可导致疾病。70%的抗生素是通过细菌发酵来产生的。

细菌的分类
目前，已经鉴定了大约10 000个细菌种属，据估计，仍有许多细菌种属尚待发现。研究人员通过细菌形状和化学试验辅助确定特定种属细菌，并对其进行分类。

A 球菌
球形的球菌能够独立存活，其他的能够组合成对、链或分支。

B 杆菌
许多细菌呈这种杆状的形式。

C 弧菌
这些细菌具有像逗号或回力棒一样的外形。

D 螺菌
此类细菌为螺旋形。

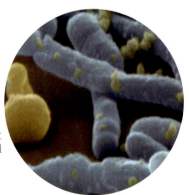

无害
几乎所有细菌都是无害的，甚至有益于人体的健康。例如，嗜乳酸杆菌可将乳糖转化成乳酸，用来生产酸奶，此类细菌还可见于人体的阴道和肠道中。另一方面，根瘤菌使豆类植物的根部能够从土壤中吸收氮。

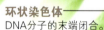

环状染色体
DNA分子的末端闭合。

有害
有害细菌具有致病性，可见于所有生命体和农产品。这些细菌可通过食物传给人体，通过人体传到食物上或者在人体或食品之间传播。在14世纪，大鼠和跳蚤身上的耶尔森氏鼠疫杆菌所致的鼠疫导致了大量的人死亡。

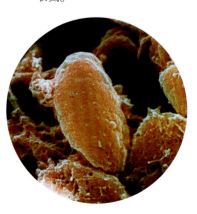

细胞壁
当细胞吸收过多水分时防止其破裂。鞭毛即附于细胞壁上。

细胞膜
参与物质的输送，含有与其他有机体接触时会产生毒性的元素。

细菌的组成

由于细菌的结构比大多数其他的细胞都要简单，所以通常认为细菌是最原始的细胞类型。许多种类的细菌是不能移动的，但是有些细菌拥有鞭毛（可以像鞭子一样运动的纤毛，能够在液体中驱动细菌）。细胞壁一般由糖类构成，包括胞壁质（一种肽聚糖复合物）、脂类和氨基酸。在其细胞质中未发现细胞器或原生质结构。

菌毛
用来黏附其他细菌或其他有机体的细胞。

质膜
围绕像细菌一样的所有细胞的细胞质的一层薄片状结构。

鞭毛
可能为指状突起。

核糖体
合成蛋白且没有膜结构的细胞器。它们存在于所有细胞中，其功能是根据由信使RNA逆转录的DNA的遗传信息来组装蛋白质。

质粒

质膜
允许某些物质进入细胞，而将其他物质阻挡在细胞之外。

鞭毛
细菌利用鞭毛来移动。在鞭毛的长径上，有一单排微小的纤毛。在水中这些纤毛能够为鞭毛提供更有力的支持。

抗菌作用
某些微生物——真菌或细菌——能够合成对某些特定细菌具有毒性的化学物质，这些化学物质能够导致相应细菌的死亡或终止其生长或繁殖。青霉素和链霉素就是两个典型的例子。这类物质被称为抗生素。

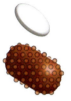
1 当细菌突破机体的屏障时，免疫系统将其识别为抗原，并产生抗体以进行抵御。

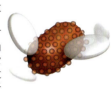
2 白细胞释放细胞因子，此类物质可吸引更多的白细胞，它们还可通过抗体黏附于细菌并将其摧毁。

3 当白细胞黏附于细菌时，它们就会将细菌吞噬掉。

4 000万

个细菌细胞
存在于仅1毫升的唾液中。

细菌进入的部位
细菌可通过多种途径进入人体内部：眼睛和耳朵；通过口鼻进入呼吸系统；通过食物和水进入消化系统；生殖器和肛门；还有皮肤，这是人体最外露的部位，不过细菌仅能通过皮肤上的伤口进入。

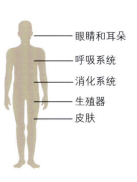
眼睛和耳朵
呼吸系统
消化系统
生殖器
皮肤

微小的生命

从严格意义上讲，病毒并非一种生命形式。它们不能独立生存，处于惰性物质的边缘。它们缺乏获得并储存能量以及合成蛋白质的体系。因此，病毒仅仅是依托于细胞（包括原核细胞和真核细胞）的共生体，它们的繁殖依赖于这些细胞。它们的结构可能不外乎包裹一团核酸（DNA或仅仅是RNA）的一个简单的蛋白质外壳。以噬菌体为例，它们侵染细菌并将自己的DNA接种入这些细菌，通过遗传物质的复制来产生新的病毒。●

"滤过性病毒"

1898年，当荷兰微生物学家贝叶林克对某些植物疾病的起因进行研究时发现，一些感染甚至在使用了针对所有已知细菌的过滤器之后仍然存在。他推断相应的病原肯定比细菌小得多。他将其称为"滤过性病毒"。这些物质如此之小，以致用光学显微镜都无法看到。今天，我们已知它们的结构甚至不像一个细胞的细胞：它们仅仅是插入蛋白质外壳的化学包装物而已。

华丽的外形

病毒的外形与其外壳的化学成分具有密切的关系。构成病毒外壳的蛋白质表现为晶体的形式，形成几何形状，主要为单一和复杂的多面体。

复杂
噬菌体

等轴
烟草病毒

二十面体
感冒病毒

被感染的细菌

当噬菌体病毒吸附到细菌的细胞壁时，就会突然放弃其惰性的外表：它们吸附在这个活细胞的表面并将其DNA注入这个细胞内，从而使病毒能够复制自己。细菌的生命被病毒DNA的接种所改变，病毒DNA开始发出指令，生产新病毒的各个组件。当被攻击的细胞死亡时，它的残留物就会被附近的其他细菌所利用。

① 随波逐流
病毒没有运动能力。作为一个惰性物体，它可以通过水和空气传播。当病毒找到一活细菌时，它就会被激活，并通过其尾部的6条尾丝将自身吸附到细胞壁上。

噬菌体的解剖结构

这种极小的病毒只攻击细菌。该病毒拥有一个蛋白质外壳，其中含有DNA链，可通过6条尾丝的中空的尾体将DNA注入细菌中。这些尾丝使病毒能够吸附到细胞壁上。

蛋白质外壳
含有一条DNA链，当病毒吸附在细胞上之后，该DNA链即被注入细菌中。

DNA
含有病毒复制所必需的全部信息。

尾丝
协助病毒吸附在它攻击的细胞的表面。

③ DNA复制
细菌已经被侵入，病毒DNA对其进行改编。细菌的正常功能终止，并开始建造形成新病毒的各个组件（主要是病毒DNA）。

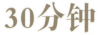

30分钟
这是病毒在正常室温下摧毁一个细菌所需的时间。

吸附
病毒通过尾丝吸附到细菌的细胞壁上。

② 侵入
当病毒吸附到活细胞的细胞壁之后就会释放出一种酶，开始溶解细胞壁。继而在细菌的细胞壁上打开一个小洞，病毒通过这个小洞直接将其DNA注入细胞中。

200个
拷贝的病毒从被噬菌体侵入和摧毁的细胞中被释放出来。

臭名昭著的病毒家族

含有RNA 这些病毒家族的遗传物质中没有DNA。　　　　　　　**含有DNA** 进一步分成单链和双链病毒。

丝状病毒
其中的一种是
埃博拉病毒，
可引起一种出
血热。

逆转录病毒
最著名的是HIV病
毒，该病毒引起艾
滋病（AIDS）。
HTLV逆转录病毒可
以引起白血病。

冠状病毒
导致从普通感冒
到SARS（非典
型肺炎）在内的
疾病。

黄病毒
数量巨大，它们
可以引起肝炎、
西尼罗热、脑炎
和登革热。

嗜肝DNA病毒
只有乙肝病毒
和丁肝病毒属
于该家族。

疱疹病毒
能引发水痘和
带状疱疹以及
其他疾病。

痘病毒
引起天花的病
毒即为该型病
毒中的一种。

乳头状瘤病毒
引起疣，亦与
宫颈癌有关。

4

整体生产

已经复制产生的病毒
DNA向细菌发送指
令，准确且自动生成新
病毒的各个组件。当这

些组件被独立生产出来
之后，仅剩的一件事情
就是最终装配和将病毒
拷贝扩散出去了。

5

组装

新的蛋白质外壳、尾体和尾丝构成了新的
噬菌体。当这些新病毒装配完成之后，必
须等待细胞壁的破裂，从而被释放出来，
并开始入侵其他细菌。

蛋白质外壳
能够收缩并
将病毒DNA
注入细菌的
一个中空的
管。

蛋白质外壳

尾丝　　**尾体**

新病毒
具有与蛋白质外
壳相连接的尾
体。

遗传物质
病毒利用注入细菌的
DNA分子对自身进行复
制。虽然细菌仍然保持正
常的外观，但是其内部却
有100多个拷贝的病毒正
在复制。

循环
当细菌的细胞壁
被瓦解之后，死
亡细菌的残留物
将被临近的细菌
利用。

6

细菌的末日

病毒DNA使细菌合成了一
种称为溶菌酶的物质。这
种酶能够从细菌内部消化
其细胞壁，从而引起细菌
的破坏和死亡。细菌被瓦
解之后，新的病毒便分散
开来，它们已经为下一次
入侵做好了准备。

细菌的外观

真 菌

5微米

菌是来自与植物相似的真菌王国的有机体，但是它们没有为自己合成食物的能力。当然，这一缺陷迫使其诸多成员寄生于其他植物或动物中，也包括人类。这些真菌通常由单细胞和孢子丝组成，其他则为单细胞真菌。真菌非常容易被复制；真菌所致的感染一般比较表浅，如皮肤真菌所引起的金钱癣和足癣的感染。但是有时它们也会引起感染血液的话。

大于这尺寸的孢子难以穿透皮肤，因此通常引起皮肤表面的反应。这正是链格孢属、枝孢属、曲霉属和青霉属常常引起过敏的原因所在。

寄生细胞

并非所有的真菌都会致病。许多真菌具有益的真菌在家庭环境中极其常见，被用于蓝芝士的生产，而且是第一种人造抗生素——青霉素的基础，它的抗菌特性是偶然发现的。

腐生菌。 它们生长在有机质上，通过胞外酶分解有机质，然后将其吸收并进行再利用。由于不能进行光合作用，其获得能量和生物合成的能力依赖于它们所吸收的有机物。

青霉菌

这种在显微镜下才青现的真菌...

孢子囊 含有生殖细胞（孢子）的球形囊。因为这些孢子很小而且为无性生殖，因此被称为分生孢子。半知细胞真菌，在有多细胞真菌门的所孢子囊成熟并裂开后释放出分生孢子。

20克

利用现代生物技术，可以从约1升的青霉菌属产黄青霉的培养物中获得20克青霉素。青霉素可以改变细菌的细胞壁，从而将其摧毁。

清除真菌

通过药物治疗都对真菌感染有效。较为表浅的感染，如口腔念珠菌病，可通过局部使用抗真菌药物来治疗。但是，较难治的全身性感染，其及足对于患有某种免疫缺陷的人来说，则较难治愈。此类人群有时需要长时间（长达数月）口服具有系统作用（在全身产生作用）的药物。这些药物通常有一定的缺点，在评估其毒性及治疗方法的优势时必须将这些考虑在内。

1 细胞
霉菌细胞与人类细胞非常相似，就其自身而言其更难处理。所选用的药物必须针对真菌的选择，使其攻击真菌细胞的同时不会伤及正常的人体细胞。

2 药物
抗真菌药物的主要作用是破坏环多菌的细胞的包膜的真菌，因此它成包物质占真菌组的90%。通过该作用，使真菌的细胞膜失去了真菌的细胞全部分转为血液中被溶解。

抗真菌药物

细胞壁

真菌入侵的常见部位

真菌是非常简单的生物体。在人体组织中的一些真菌属中会导致表浅表的损伤（在趾甲或指甲、皮肤或黏膜中）会引起致命的感染。

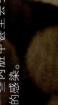

分生孢子
柄的分支，其末端之一有分生孢子，这些组件共同构成了真菌的生殖器官。

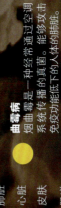

- 大脑
- 头皮
- 口腔
- 肺脏
- 心脏
- 皮肤
- 肠道
- 膀胱
- 阴道或阴囊
- 肠道
- 足
- 趾甲

隐球菌病 这种感染能够引起某些类型的脑膜炎（脑膜或大脑的炎症）。脑膜即为覆盖大脑的膜）和肺炎（肺部感染）。它还能感染皮肤和骨骼。

曲霉病 烟曲霉是一种常见的真菌。它经常通过空调系统传播的真菌。能够攻击免疫功能低下的人体的肺脏。

皮肤真菌病 此类真菌感染是最常见的表浅的真菌感染，可使趾甲或指甲（甲癣）和头皮（足癣）、双脚（足癣）、金钱癣）引起脱发。

念珠菌病 念珠菌属偏好黏膜，因此它们会攻击诸如口腔或阴道等部位。阴道内自然菌群的改变可引起此种真菌的人一度变中有一半以上的人的入一度受到此种感染的困扰。

几乎没有差别
组成真菌不同部分的细胞之间的差别很小，每一个都有一层不会改变渗透性的多聚糖壁。

菌丝 菌丝是构成多细胞真菌的菌丝细胞（一个网络状构的菌丝体），它们为升构成的菌丝体，它们为升形状的结构分叉处并形成为柄，真菌是全部分为菌丝的组合体，菌丝在整个体可具有许多个柄。

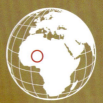

坏伙伴

微生物可以成为人体的常驻伙伴。有些细菌居住在人体的消化道中，并且因为交换营养物质而与人体进行积极的相互作用。但是，有一群寄生的原生生物以宿主的健康为代价，从这种寄生关系中获益。它们被称为内寄生物，这些生物能够导致慢性疾病，有些甚至会致人于死地。●

0.03毫米

昏睡症

人类的此种疾病是由锥体虫属原生生物的两个亚种引起的：布氏冈比亚锥虫和布氏罗得西亚锥虫。布氏冈比亚锥虫引起慢性疾病，病情在数年中逐渐发展，大多数病例见于非洲的中部和西部。布氏罗得西亚锥虫所致的疾病具有相同的症状，但是病情将在数周内快速发展，常见于非洲的东部和南部。人类的感染是由一种称为采采蝇的叮咬所引起的。

微观

锥虫为单细胞生物。它们的特征是形状细长，末端有一个突出的游离鞭毛。锥虫的细胞质中含有一个细胞核和线粒体，以及其他细胞器。

鞭毛的基部小体

细胞核

鞭毛

游离鞭毛

布氏锥虫

地点	非洲
大小	30微米
疾病	昏睡症

分布
传播锥虫的采采蝇在非洲见于北纬15°和南纬20°之间。在该地区有6 000多万人是昏睡症的潜在受害者。

采采蝇

采采蝇是舌蝇属的代表。这些双翅类昆虫包括23种非洲蝇，它们均以人类的血虫为食，换言之，这些昆虫均为吸血动物。采采蝇的叮咬和残留在人体皮肤上的唾液会使被叮咬的人抓挠自己的皮肤。这一动作为采采蝇唾液中的寄生虫打开了进入人体血液的大门。

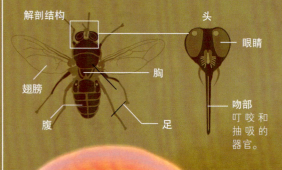

解剖结构

翅膀

胸

腹

足

头

眼睛

吻部
叮咬和抽吸的器官。

流行性

昏睡症的流行局限于非洲大陆。该病流行累计多达36个国家。1999年，世界卫生组织（WHO）确诊了4万例昏睡症，但是据估计，被这种寄生虫感染的人数可能在30万~50万。到2005年，随着监控力度的增强，据估计，实际的病例数可能在5万~7万。

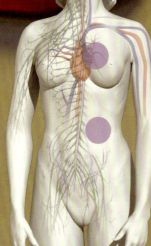

疾病的发病步骤

1
首发症状
寄生虫通过皮肤上的小伤口进入血液。

2
昏睡
锥虫通过血液循环寄宿在人体的不同器官中。

3
严重疾病
体内的寄生虫在血液、淋巴液和脑脊液等体液中繁殖。

死亡梦魇

布氏冈比亚锥虫、采采蝇和人体是该疾病的3个参与者。采采蝇吸食已经含有寄生虫的人血。该寄生虫在采采蝇体内经历一系列转变，最后将自身寄宿于采采蝇的唾液腺中。当这只唾液中含有寄生虫的采采蝇在觅食过程中叮咬人类之后，就会将锥虫传播给被叮咬的人。与其他疾病相似，昏睡症的第一个阶段症状包括瘙痒、发热、头痛和关节疼痛。随后，体内寄生虫穿过血脑屏障并攻击中枢神经系统。寄生虫在中枢神经系统中破坏关键的神经控制——包括苏醒和睡眠周期——从而引起困倦甚至死亡。

血液
原生动物入侵的第一种组织。

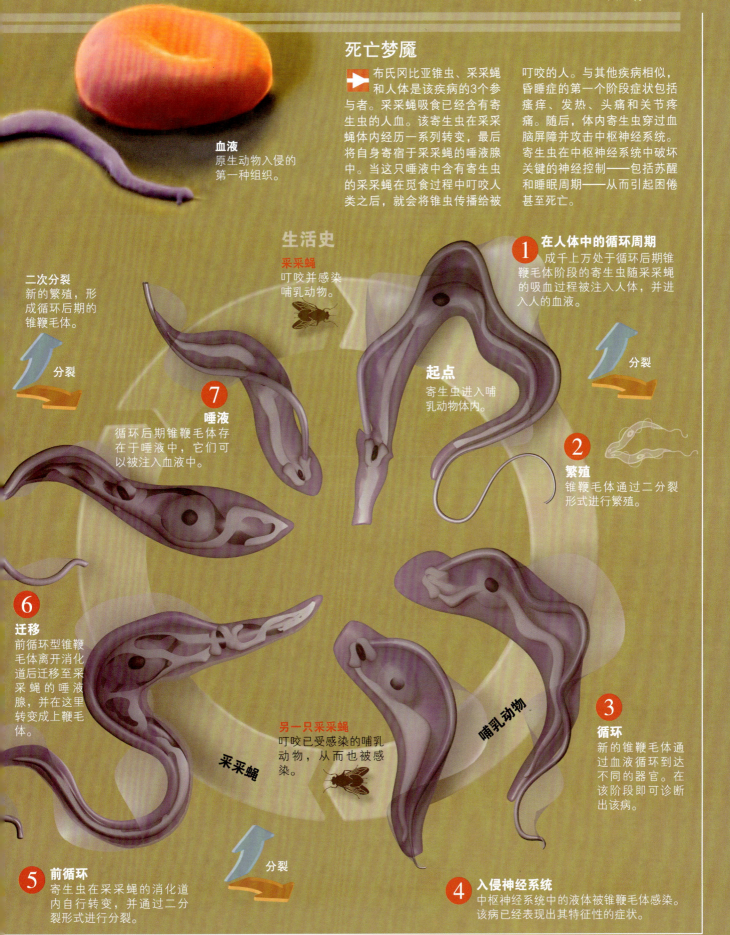

生活史

采采蝇
叮咬并感染哺乳动物。

二次分裂
新的繁殖，形成循环后期的锥鞭毛体。

分裂

7 唾液
循环后期锥鞭毛体存在于唾液中，它们可以被注入血液中。

1 在人体中的循环周期
成千上万处于循环后期锥鞭毛体阶段的寄生虫随采采蝇的吸血过程被注入人体，并进入人的血液。

起点
寄生虫进入哺乳动物体内。

分裂

2 繁殖
锥鞭毛体通过二分裂形式进行繁殖。

6 迁移
前循环型锥鞭毛体离开消化道后迁移至采采蝇的唾液腺，并在这里转变成上鞭毛体。

另一只采采蝇
叮咬已受感染的哺乳动物，从而也被感染。

采采蝇

哺乳动物

3 循环
新的锥鞭毛体通过血液循环到达不同的器官。在该阶段即可诊断出该病。

5 前循环
寄生虫在采采蝇的消化道内自行转变，并通过二分裂形式进行分裂。

分裂

4 入侵神经系统
中枢神经系统中的液体被锥鞭毛体感染。该病已经表现出其特征性的症状。

生命与防御

白 细胞和红细胞是血液中的主要细胞成分，两者在人体中具有重要的作用。红细胞把氧气从肺输送到其他组织，并将组织中的二氧化碳带回到肺。红细胞的寿命约为120天，然后在脾脏中寿终正寝。白细胞的数量比红细胞少，它们负责抵御感染，并在体内巡游，以寻找病毒和细菌。●

虚足
某些原生生物和白细胞的运动装置。

狩猎者

白细胞能够侦查到对机体有害的微生物并将其诱捕，入侵者将被吞噬和摧毁。

白细胞

▶ 这些细胞主要存在于血液中，并通过血液循环来抵抗感染或异物，但是它们偶尔也会攻击自身的正常组织。白细胞是人体免疫防御体系的一部分。血液中白细胞与红细胞的数量比例为1:700。但是白细胞的体积较大。与红细胞不同，白细胞有细胞核。白细胞能够通过改变形状而穿透毛细血管壁，到达组织并捕捉其猎物。

白细胞的解剖结构

一滴血液中大约有375 000个具有不同形状和功能的白细胞。这些细胞分为两类：细胞质中具有颗粒的粒细胞和细胞质中没有颗粒的无颗粒白细胞，后者包括淋巴细胞和单核细胞。单核细胞吞食入侵者，将其摄入并消化。

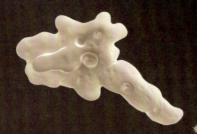

1 白细胞能够从血管中出来并在组织间移动。当其侦测到入侵者时，便会上前将其擒住。

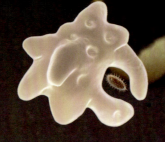

2 细胞伸展形成一个虚足或伪足，该结构推挤介质，然后驱动细胞的其他部分向细菌前进。

3 它可以诱捕细菌，并将其摧毁。在抵抗感染的过程中，可能会有上千万的白细胞牺牲并形成脓液。

红细胞

▶ 红细胞占血液中细胞成分的99%，是将氧气运送至机体的细胞和组织的主要载体。红细胞为双凹圆盘状，从而使其拥有更大的氧气交换表面。此外，红细胞的细胞膜有弹性，使其能够穿透最细的血管，从肺脏中获得氧气，并将氧气释放到组织中。这类细胞没有细胞核。

红细胞的解剖结构

该细胞为中心凹陷的扁平盘状。这种形状使其在相应体积下拥有较大的表面积。这样一来，运送氧气的血红蛋白分子就不会距离细胞膜太远，从而有助于其加载和释放氧气。

血红蛋白

由一个亚铁血红素基团（含铁，该元素使血液显示为红色）和珠蛋白构成，后者是一种球状蛋白质。

氧合血红蛋白
血红蛋白携氧时所形成，该蛋白使血液显示为红色。

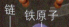

链　铁原子

血小板

▶ 此类小细胞在各种类型出血的止血方面具有关键作用。它们参加凝血过程，并形成血栓。如果血管被切到并伤及血管内皮，血小板就会改变结构，在受损组织处聚集以形成栓塞。

人体每天生成

200 000个

红细胞。

1
血小板聚积，并在伤处形成一个栓子。

2
红细胞被封闭在其中。血小板与蛋白质网架共同形成了血凝块。白细胞则对抗感染。

7~8微米

这是红细胞的平均直径。但是，红细胞具有弹性，能够变形。

最常见的疾病

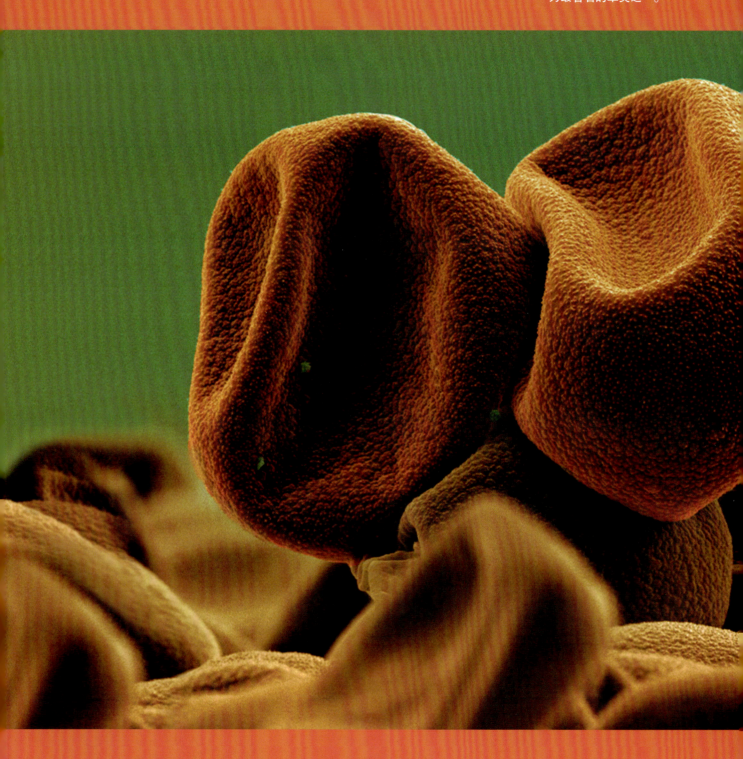

过敏是人体对被称为过敏原的外源物质的反应。最常见的过敏原包括花粉、螨虫、动物的皮屑和坚果蛋白。本章我们将向你讲述那些当今人类深受其害的最常见的疾病（其中一些是非常严重的疾病），还有这些疾病的症状及预防方

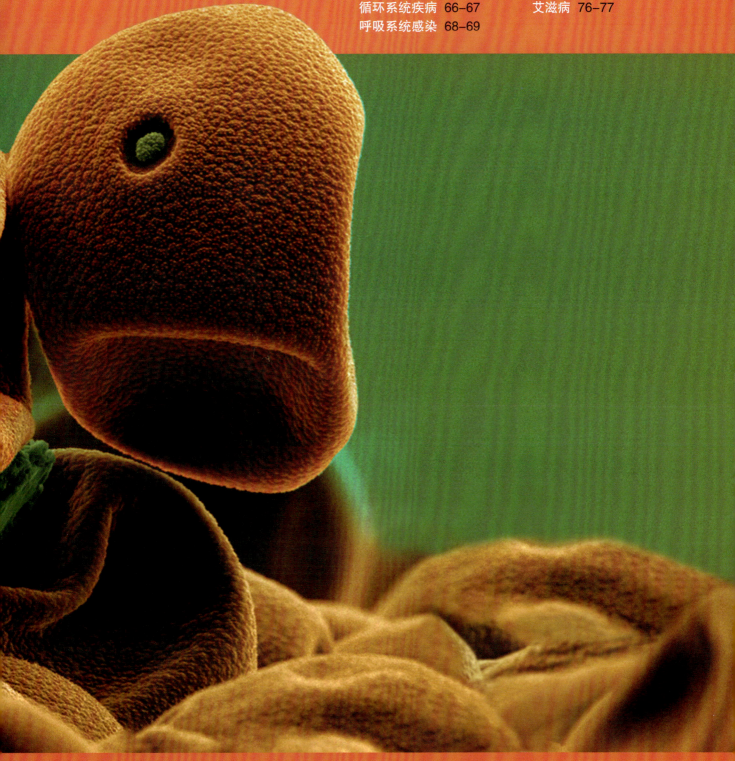

法。这些信息均以深入浅出、简明易懂的方式介绍，而且配有照片和全彩图片，例如有的图片展示了癌细胞转移的过程以及艾滋病病毒入侵健康细胞的过程。翻过此页之后，你将发现人类疾病的许多陌生且惊人的方面。●

癌 症

" 癌症"是指由一组不受控制的细胞分裂所引起的200多种疾病。正常细胞的基因发生变化，导致未能形成正常的细胞死亡（凋亡），该组织不断生长并大于正常组织。一些因素——如吸烟和过度暴露于各种辐射——可显著提高发生癌症的概率。在一些病例中，改变了细胞的正常功能的基因可能被遗传给下一代。●

常见症状

异常出血、无明显诱因的体重改变、消化不良和吞咽困难都可能是肿瘤的症状，但是这些症状并非总是癌症的表现。

癌症的表现

一般情况下，癌症由异常生长的细胞构成。当组织中的细胞发生异常，且细胞分裂加速时，这些细胞将会侵犯人体的其他健康组织，而且通常会对其造成破坏。癌细胞摆脱了控制下的程序性细胞死亡（凋亡）而不断增殖。它们会在人体器官内形成一个肿块或突起，称为肿瘤。如果肿瘤由癌细胞构成，则为恶性，其他肿瘤则为良性。

癌症的分期

在癌症正式形成之前，有两个非癌阶段：增生和异生。当细胞分裂不受控制时，细胞体积将会增大。可通过显微镜检查（活组织切片检查）发现细胞增殖。

1 增生
虽然细胞结构仍然正常，但是组织的体积增大。这种增生是可逆的。

2 异生
组织的外观异常。与增生相似，可通过显微镜检查发现该阶段的变化。

3 癌症
细胞的生长不再受控制，并在一个部位安家落户。如果癌细胞迁移并扩散至人体的其他部位，则称为转移。

癌细胞
显现蛋白核（绿色）和高尔基体（粉色）的癌细胞团块。

乳腺癌

每9名女性中就有1人患乳腺癌，该病是女性致死的主要病因之一。乳腺癌发病的风险随年龄的增长而升高。最常见的症状是乳房上出现小包块，早期可通过手术切除。乳腺癌的其他症状包括乳头出血和乳房皮肤凹陷。乳房X射线照片通常被用来检测癌症。如果该项检查的结果为阳性，就可以开始早期治疗。

转移

当癌细胞离开其最初增殖的部位扩散至它们之前没有直接接触的部位时，即发生转移（例如：从肺脏到大脑）。为了实现这种迁移的过程，癌细胞建立了自己的循环和供给系统，从而使其能够穿透血管（内渗），并在外渗之后能够存活。在这个复杂的中间过程中，每1 000个细胞中仅有1个细胞会幸存下来，但是一旦发生转移，就几乎是不可逆的了，并且会导致无法挽回的损伤。

无序的分裂

通过在基因水平对有丝分裂形式的修改，癌细胞快速且不受限制地进行分裂。

转移：具体步骤

1 血管生成
癌细胞分裂并变得多样化。它们会形成自身的血管以获取营养物质和氧气。

2 内渗
转移的癌细胞在通过基底膜之后侵入人体的血管并进入血液。

3 迁移
癌细胞通过血液循环移动至新的器官，该器官不同于具有原发肿瘤的器官。

4 相互作用
癌细胞与血液中的淋巴细胞相互作用。它们与血小板相黏合，导致癌栓的形成。

5 侵袭
癌细胞在迁移入一个新器官，并在其中形成继发肿瘤之前，黏附在血管的基底膜上。

6 外渗
癌细胞穿透基底膜，最终迁移入新器官。它们以转移的形式沉积，并开始加速形成血管，为自己构建一个提供营养的毛细血管系统。自此，它们就进入了生长的阶段。

原发肿瘤　经转化的细胞

基底膜

血管

淋巴细胞

细胞外基质

肿瘤转移

转移
在穿透外膜之后，癌细胞就准备启程了。

最常见的癌症

最常见的癌症当属肺癌了，由于烟民众多，所以该癌症的患病率居高不下。近些年来，女性肺癌患者的数量不断上升，不远的将来女性肺癌患者的数量可能会超过乳腺癌患者，目前，乳腺癌是女性中最为常见的癌症。随着年龄的增长，男性患前列腺癌的概率也在不断增加。

肿瘤
当癌细胞聚合并形成团块时即产生肿瘤。肿瘤分为良性（非癌性）和恶性。

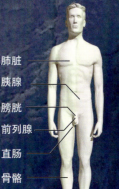

肺脏
胰腺
膀胱
前列腺
直肠
骨骼

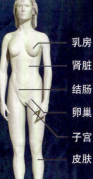

乳房
肾脏
结肠
卵巢
子宫
皮肤

神经系统疾病

它们是直接影响大脑的疾病，引起大脑或脊髓中的结构、生化或电生理学的改变。当某些这类疾病（如阿尔茨海默氏病、帕金森氏病、多发性硬化症）影响人体时，会出现不同的症状，如记忆和推理障碍、震颤、动作僵硬、麻痹或感觉丧失。科学所面临的挑战是发现消除这些症状的方法。迄今为止，这些症状仅能够得到缓解。●

阿尔茨海默氏病

▶ 阿尔茨海默氏病最常见于60岁以上的人群，年龄和衰老过程是该病的决定因素，目前尚无治愈的方法。大脑的皮层萎缩，而神经细胞无法再生，所以这种萎缩是永久性的。在受累于阿尔茨海默氏病的大脑中，淀粉样蛋白异常沉积，在大脑组织中形成神经突斑（老年斑）和退化缠结（神经纤维缠结），这些结构将逐渐损害大脑的功能。

语言

大脑语言区的情况也开始恶化。阿尔茨海默氏病患者往往在复杂推理的思考和表达方面存在障碍。语言障碍包括缺乏说话的主动性以及作为听众时的反应迟钝。

记忆

逐渐受损。在初期阶段，患者可能无法认出至亲，后期则记忆完全丢失。

神经元

阿尔茨海默氏病导致老年斑和退化缠结的出现，这些结构会对神经元产生损害。

微管

协助神经冲动在全身的传播。阿尔茨海默氏病会导致微管分解。

恶化

随着疾病的进展，大脑体积缩小，执行各种处理功能的皮层区域被逐渐破坏，皮层的面积缩减。

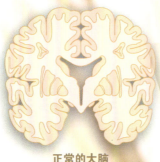

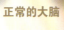
正常的大脑

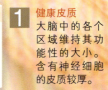
1 健康皮质
大脑中的各个区域维持其功能性的大小。含有神经细胞的皮质较厚。

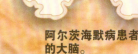
阿尔茨海默病患者的大脑。

运动皮层

阿尔茨海默病的症状

阿尔茨海默病的首发症状与口头表达能力的缺失相关。随着病情的发展，开始出现渐进性失忆。在疾病后期，阿尔茨海默氏病患者甚至会由于运动皮层的损害而不能自理。

帕金森氏病

 帕金森氏病是一种退化性疾病，每200个人中就有一人患有此病，大多数患者的年龄在60岁以上。这种神经疾病的患者中男性多于女性，该病使中枢神经系统的功能逐渐退化。此病的诱因尚未明了。其表现与某些大脑结构中多巴胺水平的下降有关。主要的显著影响包括震颤、肌肉僵硬和身体运动缓慢。帕金森氏病还会引发影响语言、走路和完成日常家务等方面的并发症。手臂和双腿可发生渐进性震颤，继而是面部无表情和重复运动。

表情
帕金森氏病患者经常出现面部表情僵硬的症状。

电传导
发生在每个神经元内，在神经元之间的突触之前。患帕金森氏病时，神经元之间的连接及其执行功能的能力显著减弱。

多巴胺
由大脑中的黑质合成，经神经纤维传递，该神经递质的功能之一是影响人体的运动。基底核（在大脑的深部）接收到的多巴胺水平降低，正常运动的执行发生了困难。

症状
肌肉僵硬和运动缓慢。身体姿态的特征为头部和躯干前屈。

多发性硬化症

一种常见的神经疾病，有时见于年龄在20~40岁的人群，该病可导致斜视或复视、下肢或身体的一侧麻痹、运动笨拙和走路困难。当免疫系统损害覆盖神经纤维的髓磷脂层时即发生多发性硬化症。

髓磷脂层
神经纤维的鞘。在多发性硬化症中，免疫系统中的巨噬细胞去除了部分髓磷脂鞘，从而使神经纤维裸露在外，导致神经冲动的传播速度迟缓，甚至无法传播。

神经纤维

巨噬细胞

髓磷脂

50%

80岁以上的人患有神经疾病。

2 受损皮质
神经元的体积缩小（萎缩），大脑皮质的表面积减小。

骨骼退化

由于关节功能的特殊性，任何异常的活动都可能会引起损伤。一些损伤可能是摔倒或遭受撞击所致，还可能是由于关节退化所引起。关节炎症的通用术语为关节炎。对于骨骼来说，骨质的丢失称为骨质疏松，这通常与衰老相关。●

骨性关节炎

这是最常见的一类关节炎，是关节软骨进行性侵蚀的过程。与风湿性关节炎可以影响其他器官不同，骨性关节炎仅影响关节，患病关节可能是数个特定的关节，也可能是全身的关节。骨性关节炎中的关节退化会因先天缺陷、感染或肥胖而进一步加重。由于正常情况下软骨随年龄增长而老化，因此骨性关节炎的患者通常是60岁左右的人群。

关节

骨骼

结构
正常情况下，关节由软骨构成，经滑液润滑后能够活动自如。

滑膜　**滑液**

骨性关节炎的分期

1 退化
骨性关节炎引起软骨的进行性损害。软骨细胞坏死之后，骨骼表面将出现裂缝。此后，滑液将开始泄漏。随后，滑液进入软骨并引起软骨退化。

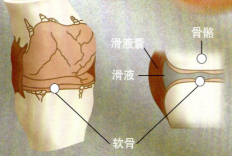

滑液囊
滑液
骨骼
软骨

30%

骨质疏松退化可导致30%甚至更多的骨矿物质丢失。

2 骨折
软骨被磨损至骨骼，并破坏了骨骼表面。在该侵蚀过程中，骨骼上出现了空洞，新血管开始生长。为了填满空隙，形成了一个由纤维软骨构成的栓子。

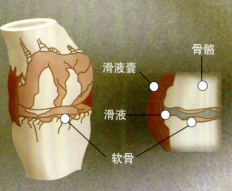

滑液囊
滑液
骨骼
软骨

3 裸露的骨骼
由纤维软骨构成的栓子消失，留下的是裸露的骨骼表面。如果该表面的破裂加深，滑液将进入骨髓中，形成由变弱的骨骼所包裹的囊肿，并可能出现骨赘（骨刺）。

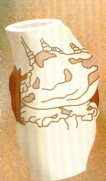
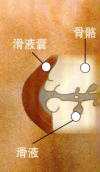

滑液囊
骨骼
滑液

风湿性关节炎

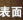 风湿性关节炎为自身免疫性疾病，在一个有患病倾向的人体内，免疫系统在某种抗原的激发下开始攻击机体组织。关节发生炎症和变形。随着风湿性关节炎的发展，疾病可能会危及眼睛、皮肤、心脏、神经和肺脏的组织。

症状

典型症状包括乏力、厌食以及肌肉和关节疼痛。

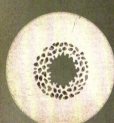

早期　　晚期

滑膜发炎　　侵蚀关节软骨

滑膜扩张

骨性关节炎的症状

关节软骨退化的最常见症状为关节畸形和肿胀。一些病例可能包括关节的麻木和活动受限。

骨质疏松

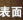 50~60岁时，骨骼通常变得疏松多孔，而且厚度降低，男性和女性骨质均会发生丢失，甚至健康人群也不能幸免。女性在更年期之后，体内的雌激素水平快速下降，导致许多人发生骨质疏松。男性睾酮的水平逐渐降低，发生骨质疏松的可能性较低。

痛风

由血液中高浓度的尿酸所致。尿酸沉积在关节中，引起炎症。原发性痛风由先天性代谢异常引起，继发性痛风则由其他代谢性疾病所致。

正常骨骼

健康骨骼

一层外膜，即骨膜，包裹一束质硬的密质骨和松质骨。

患骨质疏松

质脆的骨骼

由于骨质的丢失，骨骼的中心腔扩大，并在骨单位中出现裂缝。

骨质减少

骨质疏松导致骨质总量下降。造成的空隙使骨骼变得比较脆弱。

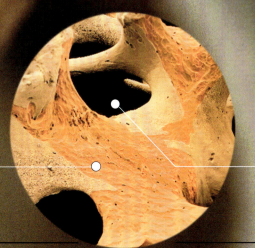

表面

骨细胞损伤所致的骨骼硬度降低，使骨骼更易发生骨折。

由于骨骼组织退化和发生进行性侵蚀，导致**骨骼表面出现孔隙**。

循环系统疾病

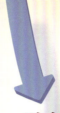环系统最常见的疾病通常会导致动脉和静脉阻塞。脂肪在动脉内的累积会引起动脉硬化，导致组织中的血液供应受阻。许多病例，如心肌梗塞，没有预兆，会导致组织因供血不足而坏死。某些药物可用来扩张阻塞的血管。●

动脉硬化

▷ 心脏血管的动脉硬化或心脏病是由于胆固醇、细胞和其他物质在这些血管的管壁中累积，以致动脉狭窄所引起的。动脉逐渐被堵塞，该过程起始于血液中过多的脂肪和胆固醇。这些物质浸润动脉的管壁，形成微小的病变。粥样斑形成，进而演变成名为粥样斑块的脂肪团。这些粥样斑块的出现，使动脉的管壁增厚，妨碍了正常的血流，降低了血流量。

腔静脉

上腔静脉将来自头部和手臂的血液输送至右心房。下腔静脉将来自躯干下部和下肢的脱氧血输送回右心房。

主动脉

人体最大的血管，内径达2.5厘米。将富含氧气的血液输送至全身各处。

病变部位

动脉粥样硬化斑块

狭窄的动脉管腔

纤维层

退化

对动脉硬化不进行治疗而任其发展是非常危险的。当动脉由于胆固醇的存在而退化时，各脏器将无法得到发挥正常功能所需的血量。如果动脉完全阻塞，则由其供血的脏器可能彻底失去血供，完全丧失其功能。例如，当心脏发生这种情况时，必须进行血管成形术，使血管再次扩张，从而改善心脏组织中的血液循环。

1 无病变 无脂肪斑块形成，血流正常。

2 存在动脉粥样硬化斑块 这个斑块中累积了胆固醇和其他物质。

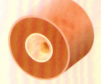

3 堵塞 动脉壁增厚，该动脉被堵塞。

通向肺脏

来自肺脏

肺动脉

源自右心室。各个分支将脱氧血输送到肺脏。肺动脉是唯一输送脱氧血的动脉。

肺动脉高压

当肺动脉内的血压升高时，其血管壁增厚，被心脏泵出的血液减少。

心绞痛

🚩 胸痛可能是心肌未能获取完成自身功能所需足量血液的警兆。在心绞痛发作时，因动脉硬化导致动脉血流受阻而发生剧烈的胸痛。

硝酸甘油分子

碳原子　**氢原子**

治疗

硝酸甘油是一种可扩张血管的药物，能够缓解心绞痛的症状。

氧原子

氮原子

扩张血管

为了提供充足的血供，可使用诸如硝酸甘油之类的药物，扩张狭窄的血管，减轻心脏的负担。

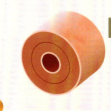

1 用药之前
变狭窄的血管无法向心脏提供充足的血供。

2 用药之后
用药后，血管壁松弛并扩张。

心脏病发作

🚩 心肌梗塞通常突然发生，几乎没有任何警兆。胸部的疼痛可能与心绞痛相似，但是一般更加剧烈，而且休息后疼痛不会消失。心脏病发作的人会出现多汗、乏力的症状，一些人甚至会出现意识丧失。心脏病发作可能直接由低血容量引起。当动脉被粥样斑块部分阻塞后，继而被脂肪填塞时，其管壁可能会出现损害，导致可阻塞该血管的血栓形成，这会使部分心肌的供氧受损，从而导致心脏病发作。

发病过程

冠状动脉的阻塞导致血液无法到达心脏的肌肉。如果是完全性阻塞，则失去血供的肌肉就会坏死。

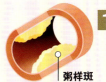

1 粥样斑
脂肪在动脉的内壁上累积，形成一个粥样斑。

粥样斑

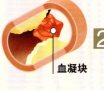

2 心肌梗塞
血凝块形成。心肌的供血被中断，该区域坏死。

血凝块

病变部位

无血液循环的区域

检查

当心脏病发作时，心肌纤维向血液中释放一些酶类。

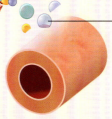

酶
可以帮助评估心脏病发作的严重程度。酶的水平越高，病情就越严重。

缺血心肌导致的病变

心肌纤维

动脉中的血栓

在血小板与动脉管壁中的胶原接触时形成。纤维束与血小板相互作用，血凝块生长。动脉被阻断。

阻塞动脉的血凝块

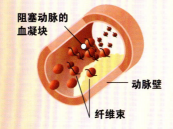

动脉壁

纤维束

血栓形成

🚩 动脉硬化不同于防止受损血管出血时所形成的自然血凝块，在该病中，血管已经受损，这种情况为粥样斑破裂时形成血栓提供了前提条件。血栓形成与动脉硬化不同，许多病例中所形成的血凝块，可通过血流迁移并楔在远离原始病变的部位。

呼吸系统感染

很多病例中，呼吸道阻塞会引起严重的并发症。吸烟会对呼吸系统产生严重的影响，因此慢性支气管炎一般与吸烟有关，尽管支气管炎更多是由病毒或细菌感染引起。对于肺炎或呼吸道相关并发症来说，细菌或其他通过空气传播的微生物一般是引起感染的源头。●

急性支气管炎

呼吸道的感染或吸入毒素、刺激性气体、大气污染物都可能引起突发性的气管炎症。急性支气管炎通常是由病毒感染所致，常见症状为咳嗽，从而增加了唾液分泌的需求，部分患者会出现高热。发生急性支气管炎时，气管的组织和黏膜会发炎，从而使气道变窄，分泌的黏液会变多，最后引起堵塞。

发病过程
该病通常发生在大支气管和中等支气管。在婴幼儿或老年人群中，这种感染会进一步发展，并引起细支气管和肺组织的炎症。

1 健康状态
气道的宽度足以满足充足的空气流动的需要。黏液不会阻塞气道。

气道

2 支气管炎
气管内壁和组织发炎，黏液增多累积，气道变窄。

气道

黏液

慢性支气管炎

慢性支气管炎大多是由于化学物质对气管的刺激而发病。吸烟是引起慢性支气管炎的另一种常见因素（主要是因为烟草中所含的尼古丁）。典型症状为咳嗽且有痰、声音嘶哑和呼吸困难。吸烟的另一种影响就是增强黏液腺的功能并引起纤毛功能障碍，进而产生更多的分泌物。因此，呼吸道会受到影响，甚至在某些细菌的增殖过程中起到媒介的作用。在一些病例中，慢性支气管炎可由急性支气管炎的反复发作发展而来。

支气管
肺脏有两根从气管分出的主支气管，它们又分别延伸到错综复杂的支气管分支网，为肺脏内的空气流通提供空间。

主动脉弓

肺静脉

肺炎
引起支气管末端和肺泡组织的炎症。1976年，研究人员发现了一种可导致严重的、发展迅速的肺炎的嗜肺军团菌（如图所示）。

纤毛
气管内部的细毛。呼吸道内的黏液就是由纤毛分泌的。

细菌

未排出的过多的黏液

受损的纤毛

增大的黏液腺

支气管感染
吸入的刺激性化学物质使分泌黏液的腺体增大，这增加了黏液的分泌量且不能从呼吸道排出，将会引发多种呼吸问题。

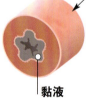

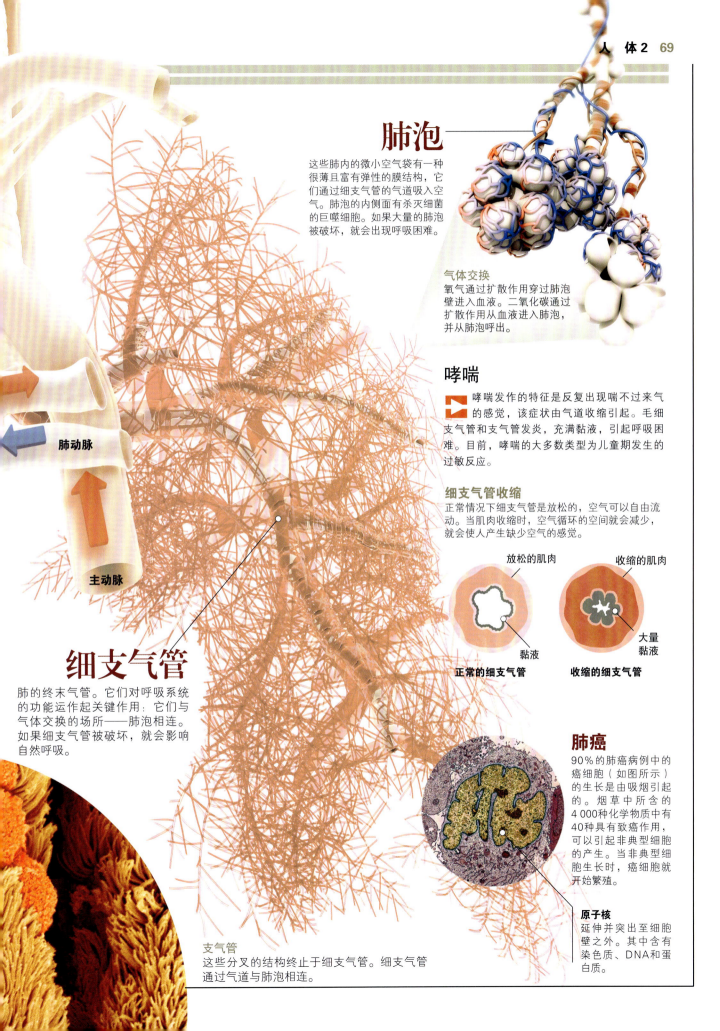

肺泡

这些肺内的微小空气袋有一种很薄且富有弹性的膜结构，它们通过细支气管的气道吸入空气。肺泡的内侧面有杀灭细菌的巨噬细胞。如果大量的肺泡被破坏，就会出现呼吸困难。

气体交换
氧气通过扩散作用穿过肺泡壁进入血液。二氧化碳通过扩散作用从血液进入肺泡，并从肺泡呼出。

哮喘

哮喘发作的特征是反复出现喘不过来气的感觉，该症状由气道收缩引起。毛细支气管和支气管发炎，充满黏液，引起呼吸困难。目前，哮喘的大多数类型为儿童期发生的过敏反应。

细支气管收缩
正常情况下细支气管是放松的，空气可以自由流动。当肌肉收缩时，空气循环的空间就会减少，就会使人产生缺少空气的感觉。

放松的肌肉   收缩的肌肉

黏液   大量黏液

正常的细支气管   **收缩的细支气管**

肺动脉

主动脉

细支气管

肺的终末气管。它们对呼吸系统的功能运作起关键作用：它们与气体交换的场所——肺泡相连。如果细支气管被破坏，就会影响自然呼吸。

肺癌

90%的肺癌病例中的癌细胞（如图所示）的生长是由吸烟引起的。烟草中所含的4 000种化学物质中有40种具有致癌作用，可以引起非典型细胞的产生。当非典型细胞生长时，癌细胞就开始繁殖。

原子核
延伸并突出至细胞壁之外。其中含有染色质、DNA和蛋白质。

支气管
这些分叉的结构终止于细支气管。细支气管通过气道与肺泡相连。

消化系统疾病

影响消化系统器官（例如胃、胰腺、肝脏等）的疾病通常能够在饮酒、营养不良或细菌感染等方面找到其源头，这些因素可以破坏组织层并损伤器官。像肝硬化、乙型肝炎、胆结石及溃疡病等疾病能够在人体不同部位造成不可逆的损害。●

肝硬化

▶ 该病会引起肝脏纤维化及功能的丧失。最主要的诱因是慢性酒精中毒及丙型肝炎病毒感染。肝硬化会引起腹腔液体增多（即腹水）、凝血障碍、门静脉高压、肠管扩张或穿孔的风险以及意识模糊或清醒水平的改变（即肝性脑病）。还有一些症状包括下肢水肿、呕血、黄疸（皮肤黄染）、全身乏力、体重下降及肾功能紊乱。

A 脂肪肝
因过量饮酒等而出现。脂肪细胞侵入肝脏并不断增生，导致肝脏不断变大。

被破坏的细胞

含有脂肪的细胞

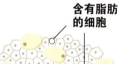

B 酒精性肝炎
饮酒会诱导酶合成乙醛，进而产生炎症性反应。这样就会损害肝细胞，损害肝脏的正常功能。

疤痕组织

C 肝硬化
受损的组织带将细胞分离，该阶段的破坏是不可逆的。肝硬化也可能由其他原因引起，如病毒性肝炎。

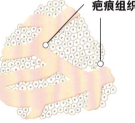

组织
受损组织会影响肝脏的血液循环，增高门静脉血压，从而使食管的下段静脉扩张，甚至会导致消化道出血。

发生肝硬化的组织

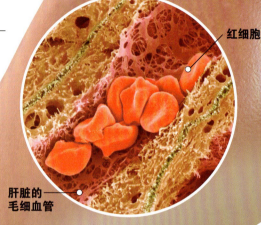

清除
肝脏具有清除和净化血液供应的功能。血液中携带的物质成分在经过肝脏时被改变，一些化学物质被分解，肝脏还会合成一些化学物质。

红细胞

肝脏的毛细血管

胃炎
胃黏膜的炎症有很多诱因，包括饮酒、抗炎药物和吸烟，与幽门螺旋杆菌感染也有一定的关系。

胰腺和胆囊
胰腺是一个可以分泌消化酶和激素的腺体。胆囊是一个充满胆汁（肝脏产生的一种物质）的小囊，它可以储存胆汁，并能够将胆汁释放到十二指肠（小肠的起始段）以帮助食物消化。

胆囊
储存肝脏产生的消化液。有时候液体会凝固而形成胆囊结石。

胃

胰腺
分泌胰液（含有食物消化必需的酶）到十二指肠。

十二指肠

肝脏

来自消化系统各器官的血液通过门静脉进入肝脏。肝脏清除人体产生的有毒物质，合成和储存营养物质，并通过分泌胆汁协助食物消化。

乙型病毒性肝炎

通过血液及血液制品、污染的注射器、无防护的性行为以及母婴垂直方式传播。

表面抗原
蛋白膜

胃

食物在消化前会被储存在胃内一段时间。在这段时间里，食物处于比较高级的消化阶段。食物被从其原初状态转化成更简单的物质，这样才能够穿越肠道壁进入血液。

 受损部位

消化性溃疡

胃或十二指肠黏膜溃疡。消化器官溃疡十分普遍，一个最主要的原因就是幽门螺旋杆菌感染。但是，还有一些是由于长期服用非甾体类抗炎药，比如阿司匹林和布洛芬。在一些病例中，胃或胰腺的肿瘤也可以导致溃疡。溃疡与一些食物或应激的关系现在还不十分明确。溃疡的主要症状是腹痛，经常发生在夜间空腹的时候，或是饭后2~3小时。

胃壁

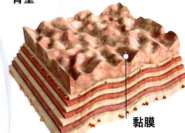

黏膜

1 早期
当黏膜保护屏障被破坏时，胃液直接与黏膜细胞接触，就会发生腐蚀。

急性溃疡

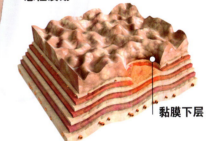

黏膜下层

2 加深
强烈的腐蚀完全穿透黏膜层，到达黏膜的肌肉层和黏膜下层，溃疡就形成了。

慢性溃疡

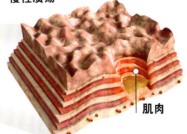

肌肉

3 并发症
当胃壁被腐蚀得更严重时，可能会伤及大动脉，引起消化道出血。也可能引起腹膜炎。

胆囊结石

在胆囊内形成。胆囊是储存肝脏分泌的胆汁的器官。胆汁是一种含有水、矿物盐类、卵磷脂、胆固醇和其他物质的溶液。如果这些成分的浓度发生改变，就可能形成结石。结石的大小主要与形成的时间有关，小的结石像一粒沙子一样，大的则可以长到直径3厘米。

胆囊管
胆囊结石

1 梗阻
胆汁被胆囊结石阻塞在胆囊内，会引起疼痛和胆囊炎。

2 炎症
炎症通过很多不同的机制发展。胆囊的内容物能够被感染甚至化脓。

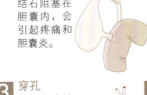

3 穿孔
如果炎症继续发展且相当严重，胆囊可能会穿孔。

4 收缩
如果炎症反复发作，胆囊可能会收缩变形。

肠和结肠

肠 道感染和炎症是消化系统紊乱中最常见的问题。在发展中国家，婴幼儿死亡率的增长就与这类疾病有关。有些是由细菌感染所致，可以通过补液或摄入抗生素等手段治疗；而另一部分则是由于消化系统问题所致。●

肝脏

肠道感染

最常见的肠道感染为病毒性胃肠炎，但是也有一部分胃肠炎是由细菌或寄生虫所致。大部分感染都是通过饮用或食用不干净的水或食物所引起的。最常见的症状是呕吐、腹泻及腹痛。病毒性胃肠炎具有自限性，可以在数天内自愈，仅需补液以防脱水，其他的感染则需要使用抗生素来治疗。

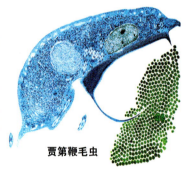

贾第鞭毛虫

幽门螺旋杆菌
常见于胃黏液组织内，可引发胃炎，也可引发十二指肠溃疡，甚至可能引发胃癌。

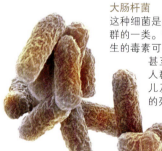

幽门螺旋杆菌

大肠杆菌
这种细菌是肠道正常菌群的一类。部分菌株产生的毒素可引起腹泻，甚至导致易感人群（如婴幼儿及老年人）的死亡。

大肠杆菌

痔疮

这些静脉扩张发生在直肠和肛门黏膜的静脉丛。如果发生在直肠上静脉丛，就称为内痔。直肠下静脉丛痔（外痔）发生在肛直肠线以下的静脉丛，并被皮肤覆盖。该区域的引流系统缺少静脉瓣。

痔疮的分类
有两种类型：内痔和外痔。

1 内痔
按等级分类。1级：分布在黏膜下组织，排便时流鲜红色血液；2级：排便时内痔脱出，排便后可自行还纳；3级：排便时脱出，不能自行还纳；4级：不能还纳，总是脱出下垂。

2 外痔
由直肠下静脉丛形成，会肿胀而引起疼痛，并可形成溃疡和出血。血栓性外痔可以治愈。

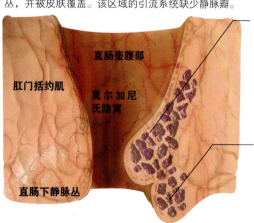

直肠壶腹部

肛门括约肌

莫尔加尼氏隐窝

直肠下静脉丛

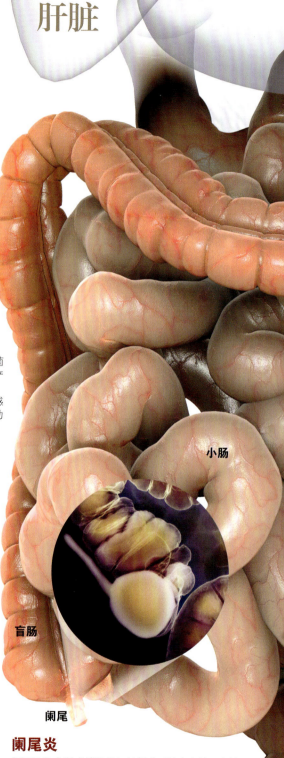

小肠

盲肠

阑尾

阑尾炎
阑尾是从大肠或结肠的起始部分延伸出来的一个结构，阑尾炎就是这个部分发生的急性炎症。阑尾的功能目前尚不明确，但是它会发炎并化脓，甚至会穿孔，引起严重的腹腔感染（即腹膜炎）。一旦出现腹膜炎，医护人员必须立即给予足够的重视。

直肠

肛门

胃

肠道炎症

⬛ 肠道炎症包括溃疡性结肠炎和克罗恩氏病。病因是免疫系统攻击人体自身组织或遗传因素。症状为发热、失血、腹痛和腹泻。诊断方式是X线检查、结肠镜检查，肠道组织活检。治疗手段可能含使用抗炎药物。

胃绒毛
图片显示的就是可以看到胃绒毛的十二指肠肠壁。

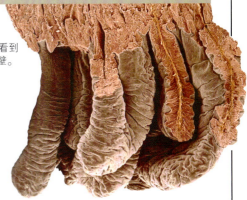

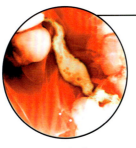

降结肠

结肠炎

溃疡性结肠炎是结肠和直肠的炎症性疾病，以结肠壁的炎症和溃疡为特征。典型症状包括：腹泻（有时带血）和频繁腹痛。

克罗恩氏病

克罗恩氏病是一种慢性自身免疫性疾病，发病后，个体自身的免疫系统攻击自身的肠道，引起炎症。

溃疡

消化性溃疡是胃或十二指肠（小肠的起始段）内壁上的病灶或慢性腐蚀性损病。消化性溃疡很常见，可由细菌感染或长期使用抗炎药物引起。

肠道炎症

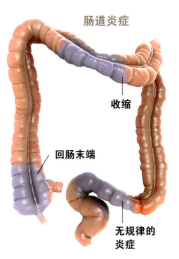

收缩

回肠末端

无规律的炎症

结肠癌

⬛ 在工业化国家，此类癌症是最常见的癌症之一。其危险因素包括家族罹病史、结肠息肉和高龄。症状为血便、排便习惯改变及腹痛。50岁以上人群应到医院检查大便是否带血（如图所示），如检查为阳性，应进一步行结肠镜检查。

憩室炎

憩室就是大肠（结肠）壁形成的袋子样的结构。憩室炎就是憩室的炎症或感染，它被认为是由于食物在消化道内蠕动较慢，并持续给予结肠压力所致。这种对结肠壁的压力和推挤形成了结肠袋。消化后的食物残渣或大便进入憩室，引发炎症和感染。

1 干硬的粪便
体积较大且松软的大便能够很容易通过结肠。但如果大便又硬又干，结肠的收缩力就会增强，从而给结肠壁施加了更大的压力。

结肠壁

干硬的粪便

2 憩室
消化道内层承受的压力不断增加，肌层较薄弱的地方就形成了一个袋。这些袋随后能够发展形成炎症，引起疼痛和腹胀。

肠壁的薄弱部位

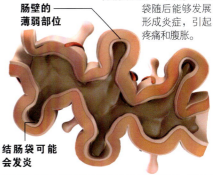

结肠袋可能会发炎

结肠

梗阻

诱因：阑尾的开口被食物残渣或咽下的异物（如骨头等）阻塞，但阑尾继续分泌肠液，从而使阑尾内压力不断升高，直至破溃穿孔，最终发展成细菌感染。

过敏：现代的不幸

前列腺素

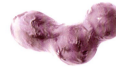

打喷嚏与流眼泪，皮疹与皮肤刺激性感觉、肿胀和瘙痒，这些只是一些最普通的过敏症状。过敏症影响着世界上成千上万的人，尤其是在发达国家。过敏的原因是什么？免疫系统功能不正常或针对某些异物的过度反应，这些物质通常不会对人体造成伤害。这些被称为过敏原的入侵者可能包括花粉、霉菌、尘螨等，当然还有许多其他的可能性。●

对无辜者的攻击

在发达国家，被过敏症影响的人口比例不断增加。这种现代流行病的一个原因就是洁癖。这意味着人们从婴幼儿开始就没有接触到足够的尘垢来培育免疫系统，因此，免疫系统就会不管是否有害都对异物产生不适当的反应。与过敏原的首次接触后，免疫系统被激活。再次接触过敏原就会产生过敏反应，其表现从皮疹到各种呼吸道问题不尽相同。不同人的反应也是不同的。

3 爆发
当过敏原出现时，协助人体对抗感染的细胞发生功能障碍，并作出不必要的化学防御。

2 结合
免疫系统的感应器——抗体会黏附在肥大细胞表面，而后与过敏原蛋白结合。当产生大量抗体时，它们便"通知"肥大细胞有入侵者的存在。

5

肥大细胞

抗体

6

1 进入
过敏原可通过很多途径进入人体：肺、眼睛、皮肤上的伤口以及其他黏膜。

4 释放
当人体释放出大量化学物质后，过敏反应的症状就出现了。一些反应立即就会出现，有些则在1小时内发生。

花粉蛋白

花粉粒

麻烦的秋天

随着秋天的到来，鼻炎和哮喘像其他呼吸系统过敏症那样发病率也在增加。易感人群无能为力，而且要为不能上班、上学付出巨大的代价。寒冷空气刺激呼吸道，并使其更易受感染，尤其是病毒感染。呼吸道黏膜及免疫系统的改变，可能会活化或再活化过敏反应。比如，寒冷刺激能够引发支气管哮喘发作。此外，由于天气寒冷、环境通风欠佳，加上室内过敏原（如螨虫、真菌等）的聚集，都会增加和助长这种疾病的发病概率。

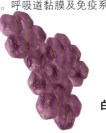

白三烯

测试

鉴定可能的过敏原最有效的方法就是通过在病人的手臂接种过敏原。这种测试能够鉴定疾病的病因和对应的治疗方法。

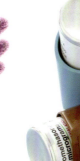

组胺

50%

⑤ 最初的反应

前列腺素、白三烯和组胺作用于神经末梢产生瘙痒的感觉，它们也会影响血压和肌肉收缩，并作用于分泌黏液的腺体，并能使血管舒张然后充血。

哮喘

该病发病率在过去的10年内增长了50%。目前，估计有1亿~1.5亿人患有哮喘。尽管哮喘在幼儿期发病率更高，但成人的发病率也可达3%~7%。

最著名的过敏原

以下这些是所有引发过敏反应的物质中最常见的：

花粉： 植物在繁殖过程中释放出的微小颗粒。它们会引起枯草热和呼吸问题。

尘螨： 生活在家里的小虫。它们会引发过敏症和哮喘。

黄蜂蜇伤： 一些人会对黄蜂或其他昆虫的蜇刺产生严重的过敏反应，甚至导致死亡。

坚果： 对这种食物的过敏反应正在迅速增加。在部分病例里，这甚至是致命的。

豚草： 一种杂草，它是在美国引起过敏症的主要原因之一，它可以产生强烈的过敏性鼻炎及结膜炎，少数情况下还能引发哮喘。它的花粉是强过敏原，可以引发过敏反应。

花粉颗粒

过敏发生率与发展水平的关系

发达国家：63.21%

发展中国家：36.78%

过敏症像肥胖症一样是现代流行病。工业化程度越高的国家，受影响的人越多。相反，在发展中地区，如非洲和拉丁美洲，受影响的人就少得多。过敏在偏远地区几乎不存在。

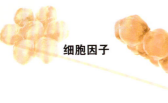
细胞因子

趋化因子

⑥ 其后的反应

细胞因子和趋化因子会慢慢损害组织并吸收其他的细胞，它们与急、慢性哮喘的症状密切相关。

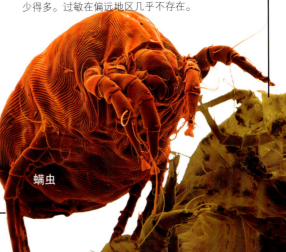
螨虫

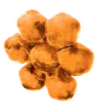
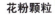

艾滋病

获得性免疫缺陷综合征（AIDS，俗称艾滋病）仍然被认为是21世纪最主要的流行病之一。大约有4 000万人感染了HIV（人类免疫缺陷病毒）——引发艾滋病的病毒，大部分感染者在非洲。科学研究一直致力于找到一种可以阻止该病毒发展的方法，但直到现在只找到了减缓病毒活动的治疗方法。●

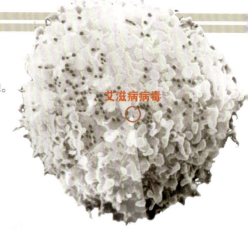

CD4阳性T淋巴细胞
机体抵御感染的免疫系统细胞。

艾滋病病毒

艾滋病病毒

人类免疫缺陷病毒（HIV）是导致艾滋病的原因，该病毒通过病毒DNA与淋巴细胞DNA之间的相互作用来破坏一种白细胞，即CD4阳性T淋巴细胞。这种淋巴细胞是机体对抗感染必不可少的。因此，感染HIV病毒的人易患严重的疾病，即使是像感冒那样的小毛病也很难治愈。然而并不是所有感染HIV的病人都患有艾滋病，艾滋病只是这种感染的最后阶段。感染HIV的病人血清反应呈阳性。当CD4阳性T淋巴细胞在血液中含量降至每立方毫米200个以下时，疾病才发展到艾滋病阶段。

历史与演变

艾滋病的历史始于1981年6月5日。美国疾病控制中心发现了一群肺炎病人同时伴有一种恶性皮肤肿瘤——卡波西肉瘤。同时，所有的病人都有明显的CD4阳性T淋巴细胞减少症状。在那个时代，不安全的性行为和使用被血液感染的注射器是感染HIV的典型原因。如今，母婴传播、输血和血液制品是感染的主要方式。

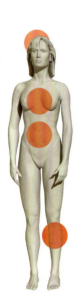

疾病症状

很多人感染病毒后几年内都不会出现症状。早期，他们可能只是体重减轻和不明原因地发热，晚期会出现频繁腹泻。严重感染者易发展为多种感染和癌症。

大脑 如果受到破坏，就会引起视力问题、虚弱和瘫痪。
肺脏 已明确的最常见的疾病就是肺炎。
皮肤 卡波西肉瘤的表现是皮肤上出现棕色和蓝色的斑点，一般与艾滋病有关。
消化系统 顽固的腹泻是由胃肠道的寄生虫感染所致，如贾第鞭毛虫就可以引起该疾病。

糖蛋白
是与CD4阳性T淋巴细胞结合的基础。结合后病毒开始侵入细胞。

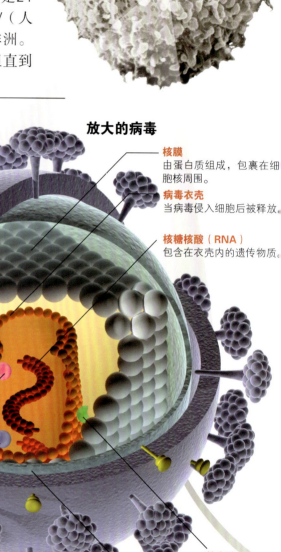

放大的病毒

核膜
由蛋白质组成，包裹在细胞核周围。

病毒衣壳
当病毒侵入细胞后被释放。

核糖核酸（RNA）
包含在衣壳内的遗传物质。

蛋白酶
合成病毒蛋白的酶。

逆转录酶
以RNA为模板合成病毒DNA的酶。

整合酶
将病毒DNA整合到淋巴细胞上的酶。

脂膜
构成病毒的薄膜，包裹着病毒衣壳，直到它被释放出来。

艾滋病病毒是如何工作的

病毒利用自身的蛋白层黏附在寄居的细胞上。一种特殊的蛋白（gp120）与CD4阳性T淋巴细胞表面的受体结合。当免疫系统损失很多细胞后，身体就容易受到多种疾病的影响。这个过程可能会持续10年之久，直到发展为晚期艾滋病。

① 病毒的结构
在吸附之前，病毒的包膜中有一个携带遗传物质的衣壳。病毒通过这个包含RNA的物质作用于淋巴细胞的DNA。这种衣壳的薄膜是由蛋白质组成的。

7 外移
新的病毒模板开始移出被感染的细胞。同时，随之带走部分细胞膜。

8 迁移
病毒完全从被感染细胞分离出来，再次成为游离的病毒。它含有与原始病毒完全相同的结构。

9 成熟
蛋白酶结束了将蛋白链"切割"为独立蛋白质的进程。当这些组件结合起来时，它们再次获得了HIV的功能并可以侵入其他的细胞。

由于HIV的感染

淋巴细胞不断减少，免疫系统虚弱，防御功能降低，人体对疾病的易感性增加。

病毒蛋白
通过细胞机制合成。

蛋白酶

6 合成
病毒蛋白链开始被合成。蛋白酶切断这些病毒蛋白链，并使其转变成独立的蛋白质。

放大的淋巴细胞

整合
整合酶将病毒DNA嵌入淋巴细胞的DNA链。这一新的DNA使白细胞的正常活动出现改变。

3 入侵
病毒穿透并感染细胞。衣壳被释放，随之进入细胞的是启动RNA转录成病毒DNA所必需的遗传物质（RNA）。

人类免疫缺陷病毒DNA
由衣壳内的RNA所含逆转录酶形成。

淋巴细胞核

5

淋巴细胞DNA

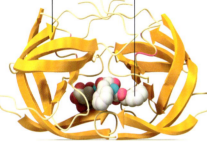

蛋白酶   蛋白酶抑制剂

蛋白酶抑制剂

用来防止蛋白酶（球形）与HIV的蛋白酶（黄色）结合的药物。蛋白酶抑制剂的功能在于阻止或减慢病毒DNA合成及发挥功能所必需的特定蛋白质的形成。在许多病例中，蛋白酶抑制剂类药物与其他药物（例如抗病毒药物）一起使用。

衣壳
包含病毒DNA合成必需的成分。

人类免疫缺陷病毒核糖核酸（HIV RNA）

逆转录酶

蛋白酶

整合酶

2 吸附
病毒的蛋白通过细胞表面的特定受体与CD4阳性T淋巴细胞的蛋白连接起来。这种包裹病毒的gp120糖蛋白使病毒与淋巴细胞连在一起。

4 转录
RNA担任合成病毒DNA模板的作用。逆转录酶生产出DNA，准备将其插入到CD4阳性T淋巴细胞结构中。

先进的技术

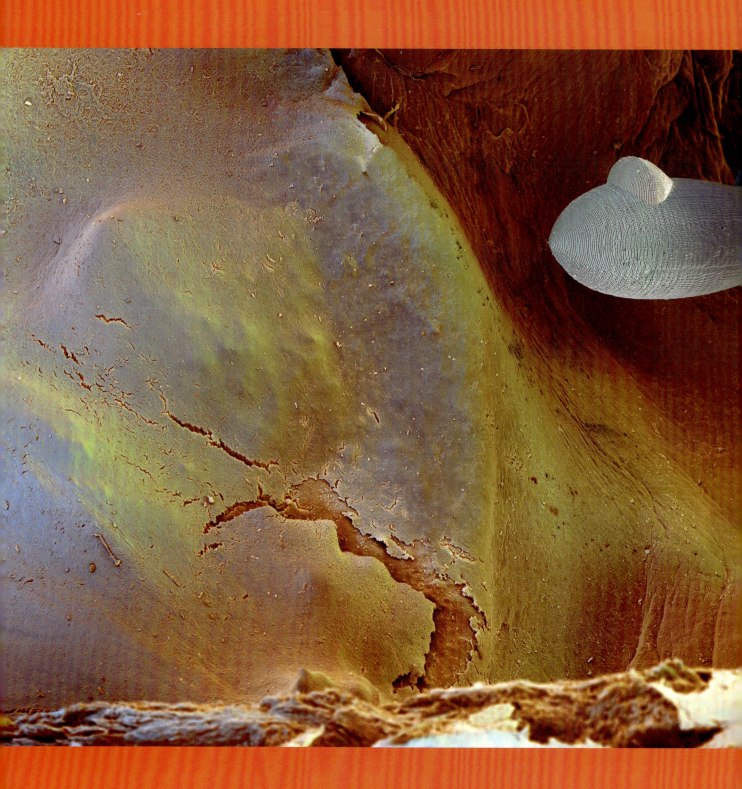

医学在技术的推动下，通过早期诊断技术的研究，已经使人们对严重的疾病有了深入的了解，并可对其进行预防，如磁共振成像和正电子成像技术均可提供人体内部的图像。在不久的将来，医学技术有望出现更加鼓舞人心的进展。本

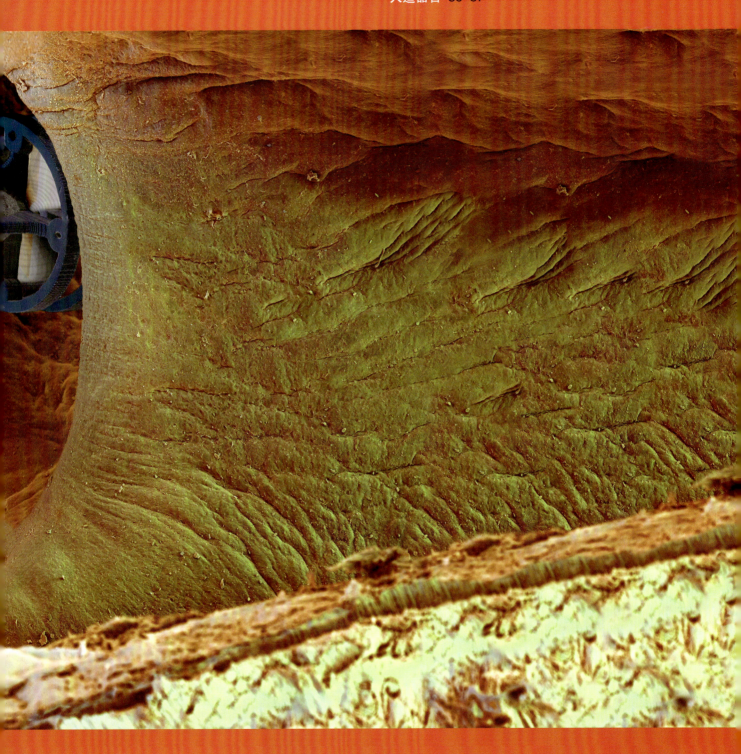

虚拟现实
本图所示的是一艘微型潜水艇,它小到可以通过动脉。

章,我们将向你讲述纳米医学方面令人激动的进展,该学科的主要目标是从人体内部治疗疾病。为了达成这一目的,人们已经开发了直径比人类毛发还细小的装置。科学家的梦想之一是阻止神经细胞的退化。尽享本章为你提供的精彩内容吧!●

早期诊断

临床上有很多种方法可以用来检查身体可能存在的疾病。其中最新奇的过程当属正电子发射断层扫描技术（PET），它能够让恶性肿瘤在变得明显之前就被发现，而且对于评估人体对特殊治疗的反应以及测定心脏和大脑的功能同样有效。●

X射线

■ 单纯的X射线由发射出的短电磁波构成。这些射线穿透人体后投射到一个显影板上，产生阴影图像。像骨骼这种密度高的组织能够吸收更多的射线，显影为白色；相反，疏松的组织显影为灰色。在某些情况下，需要采用一种液体来填充空腔结构以便产生有用的图像。例如，检查消化道时必须喝下一种硫酸钡混合液。

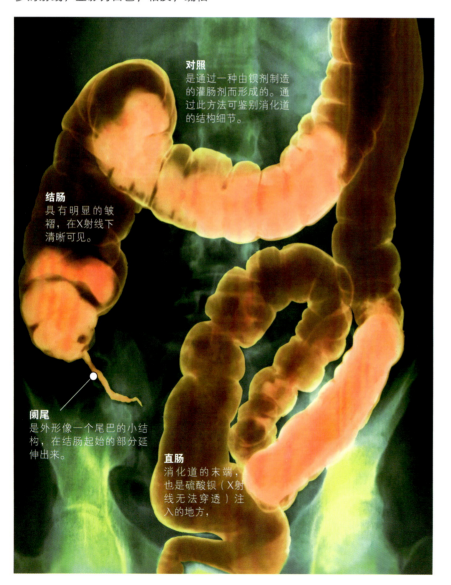

对照
是通过一种由钡剂制造的灌肠剂而形成的。通过此方法可鉴别消化道的结构细节。

结肠
具有明显的皱褶，在X射线下清晰可见。

阑尾
是外形像一个尾巴的小结构，在结肠起始的部分延伸出来。

直肠
消化道的末端，也是硫酸钡（X射线无法穿透）注入的地方，

扫描方法

■ 有多种技术可用于对人体的检测，以发现器官和组织内可能出现的异常。最新的发展，例如磁共振成像（MRI）、正电子发射断层扫描（PET）比经典的X射线检查更具优势，可以通过这些检查获得组织以及肿瘤细胞新陈代谢活动的详细图像。

三维磁共振成像
可以提供更详细的影像信息，大部分用于胎儿的监测。

脊髓
像大脑一样呈现为绿色，明晰可见。

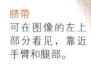

脐带
可在图像的左上部分看见，靠近手臂和腿部。

超声检查
一种叫做换能器的装置发出超高频的声波，这种换能器不断地向人体被检查的部位发射超声波。超声波像回声一样从人体返回被换能器接收，最后由电脑分析处理。

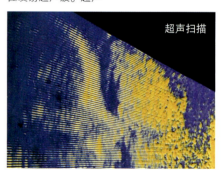

超声扫描

胶囊相机
微型相机通过胶囊进入人体，依靠肠壁的自然蠕动而移动，从而拍摄到详细的消化道的图片。

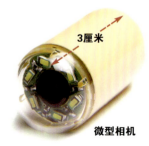

3厘米

微型相机

正电子发射断层扫描（PET）

这种技术能让医生获取关于新陈代谢的详细信息，比如肿瘤的细胞活动。当这项技术与计算机X射线断层扫描技术（CT）结合后，它就可以提供高质量的图像和诸如癌症等疾病的潜在信息。通过这种方法就可能让疾病在暴发前即被发现。

流程

1 注射
给予病人一定剂量的带有放射性的葡萄糖或氟脱氧葡萄糖（FDG），使受累脏器将其摄入。

2 正电子
有活动的肿瘤可以摄入大量的葡萄糖。FDG衰变后就发射出正电子。

3 伽玛射线
当这些正电子与电子碰撞后会放射出伽玛射线并湮灭。

4 图像
计算机接收到这些射线并将其转换为图像，以提供关于可能的肿瘤的详情。

代谢活动

该扫描图显示了一名阿尔茨海默氏病患者的大脑的活动。少数区域处于高活动状态（红色），大部分区域处于低活动状态（蓝绿色）。

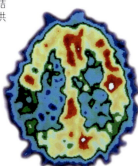

适用范围

可用于冠心病或脑部疾病的诊断以及癌症的检测。

扫描仪

活动点
由于伽玛射线的出现而被检测到。

放射性葡萄糖

正电子 ● 电子

伽玛射线

检测仪

X射线计算机断层扫描（CT）

X射线计算机断层扫描（CT）能够提供比经典的X射线检查所能透视的区域更加致密的区域的信息。这种断层扫描技术能够精确到身体轮廓的毫米级别，可以提供关于人体横截面的许多图像。通过将这些图像组合起来，我们就可以获得一幅关于某一器官的三维的灰度图片。

工作原理

1 扫描
病人通过一个入口被送入X射线断层扫描机器，其躯体轮廓被划分成几个部分。

2 X射线管
与检测器同时旋转，从而完成对病人的X射线扫描。

3 接收
检测器感受到穿过人体不同部位的射线的强度。

4 图像
信息经电脑处理后，相关数据被转换成图像。

内出血

在该CT扫描中，可以发现包绕大脑的膜结构受伤之后的血凝块形成的血肿（橙色）。

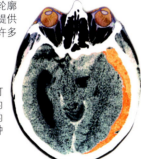

适用范围

适用于需要身体内部器官的图像的时候。

检测器

X射线管
发射可以被检测器接收的X射线，检测器与射线管一起旋转。

X射线断层扫描仪

磁共振成像（MRI）

这项技术使用一个圆柱形的装置，它可以产生比地球磁场的磁力强4万倍的磁场。与X射线不同的是，磁共振成像能够从不同的角度使松软组织（如脂肪）成像。它能提供最详细的图像，最常用于脑部的检查。

工作原理

1 磁场
当病人进入磁力室内，磁场便开始作用于人体内的氢原子。

2 无线电波
作用于氢原子。接收到这些无线电波后，氢原子发射出相应的无线电波。

3 处理
电脑接收并处理这些由氢原子发射的信号，并重建图像。

大脑

传递电信号的神经细胞纤维被标示为彩色。

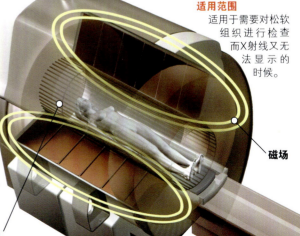

适用范围

适用于需要对松软组织进行检查而X射线又无法显示的时候。

磁场

壁层
包含一个具有很强磁性的柱面。

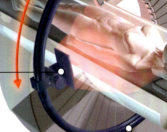

激光手术

利用激光技术完成外科手术比使用传统方式简单得多。激光经常被用于眼科手术，它可以闭合视网膜的血管。激光还可以灼烧乳头状瘤（良性上皮肿瘤），也可以不留疤痕地切除口腔内的癌前病变。目前，激光还被用于粉碎肾脏结石和疏通堵塞的动脉。●

激光血管成形术

当脂肪沉积物（即动脉粥样化）堆积在动脉内，斑块不断形成，血流通道就会变窄。激光血管成形术可以将这些斑块清除。这个操作要用一根带有小气囊的导管，这个小气囊被引入动脉血管并张开，以暂时切断循环。导管前端的激光发射器可以轻松地将斑块切除。激光血管成形术操作快，病人术后恢复时间短，但仅建议将其应用于一支动脉被阻塞的情况。

导管

动脉粥样硬化斑块

动脉壁

2 位置
导管直接到达阻塞的位置，小气囊扩张，紧贴动脉壁，血液循环暂时被切断以进行斑块切除。

气囊

激光发射器

斑块

斑块

3 切除
导管前端的激光发射器直接对着动脉的斑块发射光束，斑块的碎片将被一个真空装置吸出。

扩张的动脉管道

1 切口
在手臂、腿或动脉做切口，插入导管，在X射线或超声引导下，导管可直接到达动脉阻塞的位置。

冠状动脉

导管

肱动脉

术前
在病人的手臂或大腿做一个切口。

4 控制
当破坏斑块的过程结束时，要检测动脉壁两边的血压，确保两边压力相等，这时才可以将带着小气囊的导管移出。术后病人仅需要较短的休息时间。

瞳孔收缩
瞳孔对于调节进入眼睛的光线起着重要作用。对于一只功能正常的眼睛，光线通过瞳孔进入，穿过角膜、晶状体，最后到达视网膜。当环境光线强烈时，瞳孔收缩，减少通过瞳孔的光线，从而防止光线刺眼。瞳孔的收缩是一种反射动作。

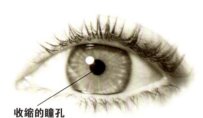

收缩的瞳孔

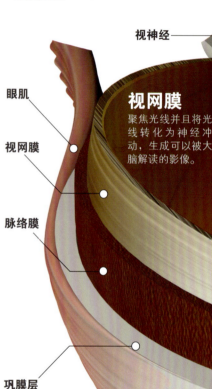

视神经

眼肌

视网膜

脉络膜

巩膜层

视网膜
聚焦光线并且将光线转化为神经冲动，生成可以被大脑解读的影像。

瞳孔放大
当处于黑暗或光线很弱的环境时，瞳孔会放大。这种反射性放大可以让更多的光线经由瞳孔进入眼睛。

放大的瞳孔

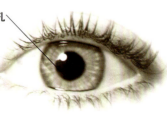

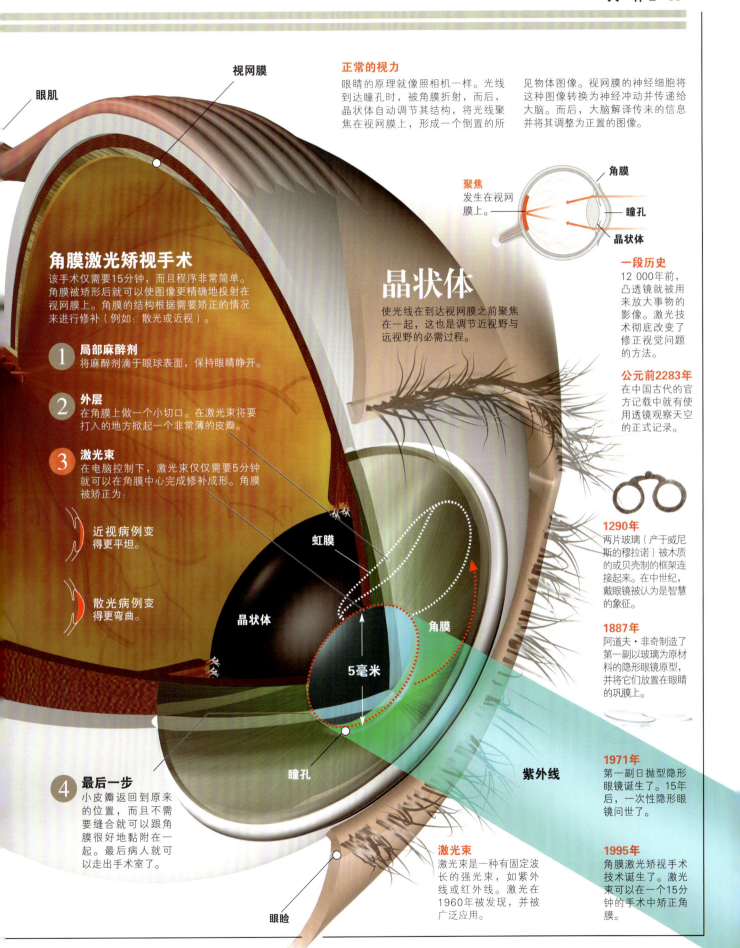

眼肌

视网膜

正常的视力

眼睛的原理就像照相机一样。光线到达瞳孔时，被角膜折射，而后，晶状体自动调节其结构，将光线聚焦在视网膜上，形成一个倒置的所见物体图像。视网膜的神经细胞将这种图像转换为神经冲动并传递给大脑。而后，大脑解译传来的信息并将其调整为正置的图像。

角膜

聚焦
发生在视网膜上。

瞳孔

晶状体

角膜激光矫视手术

该手术仅需要15分钟，而且程序非常简单。角膜被矫形后就可以使图像更精确地投射在视网膜上。角膜的结构根据需要矫正的情况来进行修补（例如：散光或近视）。

1 局部麻醉剂
将麻醉剂滴于眼球表面，保持眼睛睁开。

2 外层
在角膜上做一个小切口。在激光束将要打入的地方掀起一个非常薄的皮瓣。

3 激光束
在电脑控制下，激光束仅仅需要5分钟就可以在角膜中心完成修补成形。角膜被矫正为：

近视病例变得更平坦。

散光病例变得更弯曲。

晶状体

使光线在到达视网膜之前聚焦在一起，这也是调节近视野与远视野的必需过程。

虹膜

晶状体

角膜

5毫米

瞳孔

4 最后一步
小皮瓣返回到原来的位置，而且不需要缝合就可以跟角膜很好地黏附在一起。最后病人就可以走出手术室了。

眼睑

紫外线

激光束
激光束是一种有固定波长的强光束，如紫外线或红外线。激光在1960年被发现，并被广泛应用。

一段历史

12 000年前，凸透镜就被用来放大事物的影像。激光技术彻底改变了修正视觉问题的方法。

公元前2283年
在中国古代的官方记载中就有使用透镜观察天空的正式记录。

1290年
两片玻璃（产于威尼斯的穆拉诺）被木质的或贝壳制的框架连接起来。在中世纪，戴眼镜被认为是智慧的象征。

1887年
阿道夫·非奇制造了第一副以玻璃为原材料的隐形眼镜原型，并将它们放置在眼睛的巩膜上。

1971年
第一副日抛型隐形眼镜诞生了。15年后，一次性隐形眼镜问世了。

1995年
角膜激光矫视手术技术诞生了。激光束可以在一个15分钟的手术中矫正角膜。

器官移植

当一些疾病无法医治时，唯一剩下的选择就是通过移植术用另一个器官替换病变器官。这些替代器官可以来自活体（在不伤害捐献人身体的前提下，如捐献肾脏）或者来自捐献的尸体。现在，最新的移植当属面部移植，这种移植牵涉很多神经而且非常复杂。●

来自他人的嘴巴和鼻子

替换受损面部（大部分因烧伤所致）的手术仍处于发展阶段。首例有记录的成功移植发生在法国妇女伊莎贝尔·迪诺瓦身上。2005年，她被自己的狗攻击，失去了鼻子、下巴和嘴唇，然后进行了局部移植手术，将一位患脑死亡症妇女捐赠的皮肤移植到她受伤害的部位。这项复杂的手术包括将捐赠者的组织与接受捐赠者的血管和神经连接在一起。

器官移植

移植手术有两种类型（器官和组织），其中，器官移植是目前为止最难的。它需要复杂的外科手术来缝合血管和管道。组织移植就要简单些：细胞被注射，然后被植入。

移植的类型

同种异体移植： 捐赠器官由一个个体移植到另一个同种但基因不同的个体。

自体移植： 捐赠者及接受者是同一个人。典型的病例就是皮肤移植术，这种手术是将健康部位的皮肤移植到受损部位。

同基因异体移植： 捐赠者与接受者的遗传基因完全相同。

异种移植： 即捐赠者与接受者是不同种属的（例如：将猴子的器官移植给人类）。这种类型的移植会使接受者的身体产生最强烈的排斥反应。

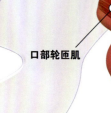

皮下脂肪

皮肤

眼部轮匝肌

口部轮匝肌

颧肌

降肌

神经
神经连接只能通过显微外科手术来完成。满布面部的神经末梢使这种手术变得非常复杂。

颞肌

颞部主要肌肉

咀嚼肌

笑肌

去除
患者的面部皮肤被去除。这种手术可以治疗多种不同的损害。此类移植可以是局部的也可以是全部的。在法国，一位女性被狗咬伤了鼻子、嘴唇和下巴，通过局部的面部移植术修复了受损伤的部分。

准备
因为面部是一个布满血管（动脉、静脉、毛细血管）的复杂结构，所以移植新面部的过程必须要非常谨慎。原有的肌肉、神经仍然留在患者身上，术前应把血管切断，稍后再将其连接到移植的皮肤上。

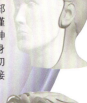

定位
由外科医生来完成移植皮肤的定位，让它与患者的脸完全吻合。血管、神经也通过显微外科手术连接到新组织上。当血液开始流通后，移植的面部逐渐呈现出粉红色，这也是组织拥有正常血供所特有的颜色。

恢复
如图所示，皮肤被缝合起来，该区域将在2周内恢复正常。手术之后，患者经常需要心理治疗，这样才能让他更好地应对现在的"混合"面部——自己的骨骼结构加上别人的皮肤和脂肪组织。

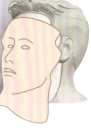

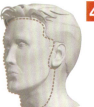

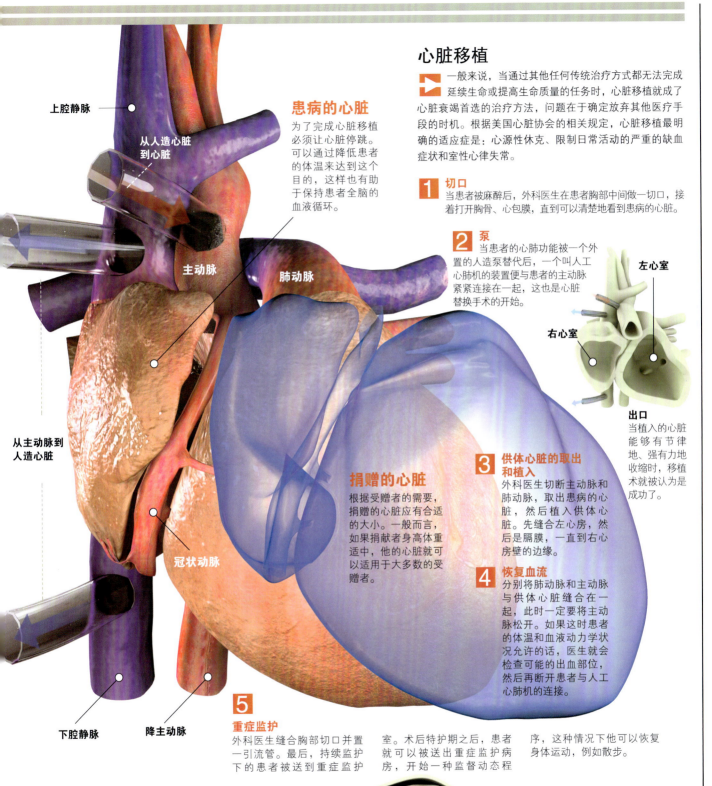

心脏移植

一般来说，当通过其他任何传统治疗方式都无法完成延续生命或提高生命质量的任务时，心脏移植就成了心脏衰竭首选的治疗方法，问题在于确定放弃其他医疗手段的时机。根据美国心脏协会的相关规定，心脏移植最明确的适应症是：心源性休克、限制日常活动的严重的缺血症状和室性心律失常。

患病的心脏

为了完成心脏移植必须让心脏停跳。可以通过降低患者的体温来达到这个目的，这样也有助于保持患者全脑的血液循环。

上腔静脉

从人造心脏到心脏

主动脉

肺动脉

从主动脉到人造心脏

冠状动脉

下腔静脉

降主动脉

左心室

右心室

1 切口
当患者被麻醉后，外科医生在患者胸部中间做一切口，接着打开胸骨、心包膜，直到可以清楚地看到患病的心脏。

2 泵
当患者的心肺功能被一个外置的人造泵替代后，一个叫人工心肺机的装置便与患者的主动脉紧紧连接在一起，这也是心脏替换手术的开始。

出口
当植入的心脏能够有节律地、强有力地收缩时，移植术就被认为是成功了。

捐赠的心脏

根据受赠者的需要，捐赠的心脏应有合适的大小。一般而言，如果捐献者身高体重适中，他的心脏就可以适用于大多数的受赠者。

3 供体心脏的取出和植入
外科医生切断主动脉和肺动脉，取出患病的心脏，然后植入供体心脏。先缝合左心房，然后是膈膜，一直到右心房壁的边缘。

4 恢复血流
分别将肺动脉和主动脉与供体心脏缝合在一起，此时一定要将主动脉松开。如果这时患者的体温和血液动力学状况允许的话，医生就会检查可能的出血部位，然后再断开患者与人工心肺机的连接。

5 重症监护
外科医生缝合胸部切口并置一引流管。最后，持续监护下的患者被送到重症监护室。术后特护期之后，患者就可以被送出重症监护病房，开始一种监督动态程序，这种情况下他可以恢复身体运动，例如散步。

肝移植

患有危及生命且不可逆的肝脏疾病的患者，现在可以尝试肝移植术。最典型的肝脏移植病例是那些忍受慢性肝炎或原发性肝硬化（一种自身免疫病）的患者。此类患者在肝移植期间不能发生任何形式的感染以及任何心肺疾病。

胆囊

肝脏

胆管

胃

门静脉

腔静脉

主动脉

1 移植肝脏
捐赠者死后，这个器官连同它所有的血管和胆管被立即取下。

2 新的肝脏
与腔静脉及其他的血管吻合在一起，胆管两端也吻合在一起。探针插入到重建的胆管内，以便排出其中的血液和胆汁。

人造器官

对挽救患者生命的方法的探索已经最大限度地发展到了人造器官领域。目前，人造心脏正被逐渐改进，其使用寿命有望达到5年。同时，仿生学已经可以让照相机像视网膜那样，把得到的视频信号以脉冲的形式传递到大脑，这样就可以使盲人"看到"影像了。●

仿生学的发展

仿生学的进步开始能够满足近年来人们所追索的愿望：人造器官已经与天然器官越来越相似了——也就是说，人造器官已不再像电子器件那样受制于使用年限了。世界上已经有16例仿生眼球移植成功，仿生手臂也正在开发研制中。

仿生移植第一人，杰西·沙利文已经能够通过大脑控制自己的人造手臂：其失去的手臂的神经被植入到胸部，当患者想握紧拳头时，胸部的部分肌肉收缩，察觉该肌肉活动的电极便"告诉"仿生手臂握紧拳头。

仿生眼

微芯片被植入人眼的后部，与微型摄像机相连，摄像机接收的影像信号随后由微芯片进行处理，其信息又以脉冲的形式传递给大脑，由大脑进行解读。

手臂

现在，义肢在外科中是很常见的。2001年，杰西·沙利文病例中的大脑可控人工关节移植手术取得了成功。

人造肾脏

改善透析的研究仍然很活跃。当患者患重度肾功能衰竭时，就会接受透析治疗，借助机器来清除血液中的杂质和有毒物质。

生命机器

现在有很多机器可以代替受损的机体发挥功能。随着仿生学的研究和进展，已经创造了很多可以高效替代器官功能的装置。这些机器的成功发展，可以让那些某种程度上器官已经永远丧失功能的患者重新恢复器官功能。这些装置明显的缺点就是，为了避免风险，患者必须永远跟这些机器连接在一起。为了克服这些不足之处，研究人员正对器官移植进行反复研究。最新的医学研究开始向制造人造器官方向发展，比如人造肺脏和心脏，这样既可以履行患者机体的基本功能，又不需要将患者随时连接到庞大的机器上。

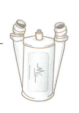

人造肺脏

由一个可允许呼吸的静脉内装置构成。该装置被置入腿上的一支静脉，然后，被放置在返回心脏的最大的静脉腔中。纤维膜将氧气释放给机体，并将二氧化碳带出体外。虽然这个装置不能长久使用，但它为今后的研究提供了很多信息。

心脏2006

植入式可移除人造心脏是为了支持患者的循环系统并延长患者的生命而制造的，否则患者就会死于心脏衰竭。该人造心脏由Abiomed公司开发，可以完全移植入人体内。

人造心脏

由Abiomed公司研制的植入式可移除人造心脏在人造心脏发展史上具有里程碑的意义。不像其之前的Jarvik-7型人造心脏，这款人造心脏是第一款可完全纳入患者自身体内的机械心脏。它的功能几乎和人体自身心脏完全相同。它有两个心室和两个用于控制血液循环的瓣膜。这款人造心脏不需要电缆或管道穿过患者的身体来提供动力。

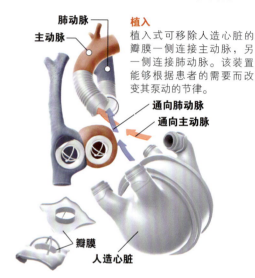

肺动脉
主动脉

植入
植入式可移除人造心脏的瓣膜一侧连接主动脉，另一侧连接肺动脉。该装置能够根据患者的需要而改变其泵动的节律。

通向肺动脉
通向主动脉

瓣膜
人造心脏

人造心脏的发展史

1 Jarvik-7型
罗伯特·亚尔维克设计了第一个人造心脏，并丁1982年将其植入患者体内。Jarvik-7型人造心脏配置了一个体外空气泵以提供动力。

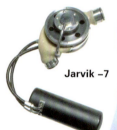

Jarvik-7

2 植入式可移除型
植入式可移除型人造心脏不像Jarvik-7型那样需要体外的能源。它是第一款可完全植入人体的人造心脏，且仍在继续开发的过程中，科学家们正在尝试将其使用寿命延长到5年。它已在美国获批准使用。

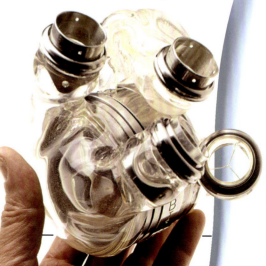

泵系统

Abiomed公司生产的人造心脏是以中央配置的液压泵为基础的。该人造心脏只需电池供能，就可以几乎完全像自体心脏那样不断发挥心脏的功能。将去氧血送返肺脏，将富氧血送往全身。

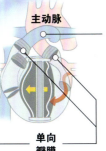

主动脉

单向瓣膜

1 通向肺脏

缺乏氧气的血液靠着一个液压泵和两张薄膜流向肺脏。

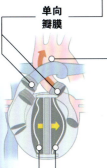

灵活的膜

2 通向机体

富含氧气的血液流向身体。心脏节律已经建立，它根据患者的需要将血液输送到全身。

植入式可移除人造心脏

由两个带有瓣膜的管腔组成。每一个管腔每分钟可输送8升血液，每天可以搏动10万次。右侧的管腔系统将血液输送到肺脏，左侧的管腔系统将血液输送到其他重要器官及全身。机械心脏的运作重复着患者自身心脏的功能。人造心脏以钛和塑料为原料。

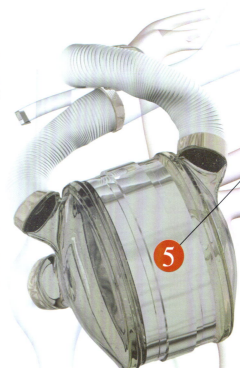

⑤

无切口

这种经由皮肤传导能量(TET)的系统允许电池将能源穿越皮肤提供给体内的电池。这种方式有效防止了在腰部保留一个切口而导致感染发生的可能。

②

体内电池

直接由体外电池充电。因为它可以完全脱离腰部的体外电池运行1.5小时，因此使患者在一定程度上拥有了自主性。

③

④

控制系统

调节人造心脏泵血的节律。它可以依据患者的需要进行增减调节。体内的控制系统是一种电子装置，它能够检测到任何形式的异常，并将情况反馈给患者，从而进行调节。

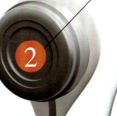

① **体外电池**

体外电池避免了使用管子，而且不必限制患者的活动。这种能量来源无需连接外部机械重新充电。其装置可以直接穿戴在腰部，便于携带。

纳米医学

纳 米技术是当今最新的科学研究成果，1纳米为十亿分之一米。自纳米技术出现以来，纳米医学就伴随其逐步发展起来。应用纳米技术的主要目的是从人体内部细胞或分子的水平找寻治疗疾病的方法。自纳米技术出现以来，人类已经创造出了比头发直径还要细小的仪器。●

纳米技术

纳米技术是指在纳米（10^{-9}米）级别范围进行操作的技术，目前被应用于电子、光学和生物医学的许多领域。这种最先进的技术所制造的装置小到人们只能用分子的规模来衡量。现在该技术最重要也是最安全的实用性进展就是用来检测早期癌症的纳米装置。这种纳米粒子的大小只有人类细胞的0.01%~1%。它们的大小与较大的生物分子（如酶）类似。小于50纳米的纳米粒子可以很容易地进入任何细胞，而那些小于20纳米的纳米粒子能够随意出入血管并循环贯穿至人体全身。

用于器官再生的纳米支架

最新的使用病人自身细胞来再生器官的可能性研究表明：到2014年，病人或许将不再需要器官移植，而仅仅通过细胞再生就可以获得天然的肾脏。生物可分解的纳米模具技术的应用，使各种器官的再生成为可能。1999年，维克森林大学的安东尼·阿塔拉博士已创造出再生膀胱，并成功地完成了7例移植术。肾脏内类似于分泌尿液的功能部分已被制造出来，但为了制造出一个具有完整功能的肾脏，还需要制造出成千上万的肾单位。

肾脏

显微马达

1 显微马达的直径比一根头发丝还小，甚至不及一张纸厚度的百分之一，但它是小纳米装置的基础，有了它，纳米装置才能够游遍全身、破坏肿瘤或杀死遇到的细菌。

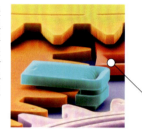

1 **细胞培养**
病人自身的肾脏细胞将被植入用于再生器官的模具中。

2 **模具**
生物可降解的模具被制作成肾脏的形状，并将肾脏细胞植入，使其生长继而营养器官的血管也将开始发展。

3 **功能性肾脏**
当血管系统完全发育后，器官就可以接受充足的血供，届时生物可降解的模具将消失。

纳米管

2 纳米管是一种直径近似于纳米、长度达到毫米的结构。它是迄今为止最结实的纤维，其强度是钢铁的10~100倍。

碳纳米管

基本组成
纳米管像石墨和钻石一样，是碳的一种基本形式。这些材料被应用于重工业。

重建神经元连接

许多科学家已经开发出神经细胞再生的技术，这就用到了仅有红细胞千分之一大小的氨基酸链。这种纳米粒子进入大脑后构成一个网络，其上的轴突伸出，神经联系就有可能重建。

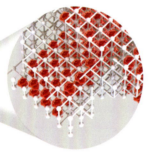

再生网络
从氨基酸链开始，该结构就像神经元的连接一样运作，一旦重新建立连接，就恢复了它们的功能。

神经元

联系
神经细胞必须为了保留器官的所有功能而始终保持联系。

氨基酸
由纳米纤维分解而来，重建受损的脑组织。

纳米分子技术

1 每一个分子的球体代表一个原子：碳用黄色，氢用绿色，硫磺用橙色。该结构基于富勒烯。

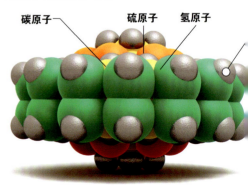

碳原子 **硫原子** **氢原子**

以米的倍数为单位降序排列

米	分米	厘米
毫米	微米	纳米
埃米	皮米	飞米
阿米	仄米	幺米

├─ 30 000纳米 ─┤

刻度

纳米技术可以到达难以想象的微小规模。目前，所取得的进展已经到达相当于细胞大小的一小部分的微米水平和相当于粒子（约5个水分子大小）的纳米水平。

毫米
相当于千分之一米
单位符号为：mm
$10^{-3}m$

微米
相当于百万分之一米
单位符号为：μm
$10^{-6}m$

纳米
相当于十亿分之一米
单位符号为：nm
$10^{-9}m$

埃米
相当于百亿分之一米
单位符号为：Å
$10^{-10}m$

一个细胞的大小

比例关系

干细胞直径和纳米结构直径之间的关系类似于网球和一个小行星之间的比例关系。

├─ 20 000 纳米 ─┤

胚胎干细胞

纳米粒子

科学家罗伯特·兰格和奥米德·法劳克沙特已经在老鼠实验中将纳米粒子成功用于对抗疾病，如癌症。它们由碳聚合物构成，这些粒子就像制导导弹，可直接攻击癌细胞并将其破坏掉，但是不会损伤其周围的健康细胞。该方法使克服化疗的并发症成为可能。据估计，该方法的全面发展将在2014年完成。

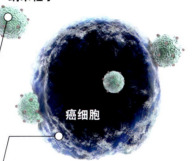
纳米粒子

癌细胞

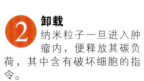

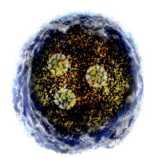

① 纳米护盾
微小的碳"炸弹"检测到癌细胞并径直向其冲去。它们黏附到肿瘤上并为其第2个阶段——卸载——做准备。

② 卸载
纳米粒子一旦进入肿瘤内，便释放其碳负荷，其中含有破坏细胞的指令。

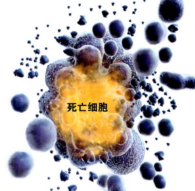
死亡细胞

③ 爆炸
受攻击的肿瘤细胞被破坏而死亡。与化疗不同的是癌细胞周围的健康细胞不会受到伤害。

纳米粒子与细胞
为了理解纳米显微学工作的精细水平，我们可以这样比较：一个纳米粒子相对于一个细胞而言，就像足球场上的一粒沙。

足球场上的一粒沙

纳米梁

使用光刻技术连同半导体构建的微观且具柔韧性的小梁。这些小梁被能够黏附特定DNA的分子包被。如果癌细胞分泌分子产物，放置在柔韧小梁上的抗体将与所分泌的蛋白相结合。这种结合会引起这些小梁的物理属性的变化，研究人员则能够实时读取并解读该信息。

癌细胞

1 攻击
癌细胞分泌蛋白，感染生物体。

蛋白质

癌细胞

2 防御
抗体吸引蛋白。纳米梁转换并提供所患癌症的信息。

抗体

纳米梁

通向永生的征途

对不死之躯的追求似乎主宰着当代的科学研究。很多研究都正在向这个方面努力，如神经系统的可能性，以及金属肌肉系统的建立。据某些专家所言，未来将可能制造出不需要连接肉体的人造身体。那样，任何健康问题都可以通过金属物移植而得到解决。现在甚至有人在研究通过修复复死亡细胞的DNA来保持细胞永远年轻的可能性。●

DNA修复

生物学家米罗斯拉夫·瑞德曼发现，耐辐射球菌临床死亡后，可以通过修复它的DNA而复活。如果DNA能快速复制，死亡的人类细胞的基因即可以重组，那么死亡的细胞就可以复活，器官所有的功能就可以恢复，例如蛋白质的合成、脂质、细胞膜。

人造器官

人们现在仍在努力研究可以替换那些已经被疾病损坏或感染的器官的人造器官。Abiomed公司计划将人造器官制造得更加完美。尽管将人造心脏最初的尝试都失败了，Abiomed公司计划设计出使用寿命至少长达5年的人造心脏。但是这种人造心脏会十分昂贵，至少10万美元。

植入式可移除人造心脏

自我修复细胞

创造出神经细胞不会退化的梦想正在逐渐变成现实。布朗大学的神经科学家约翰·多诺霍正在努力用光纤再造神经系统，这些光纤将被用来传递大脑脉冲信号。

将来，人体将进化出完美的抗退化的光纤网络系统，神经纤维取代神经纤维后，与神经系统相关的一切问题都将解决。

器官再生

维克森林大学的安东尼·阿塔拉是器官再生研究领域的先驱。1999年，他已经通过其他组织提取的细胞成功再造了膀胱。阿塔拉和他的团队预计，到2014年将获得重大的进步，届时大部分复杂器官都能够被再造，如肾脏。当复杂器官被再造时，器官移植和人造器官移植将成为历史。

4 000例 这是全世界干细胞移植的数量。

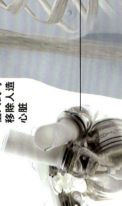

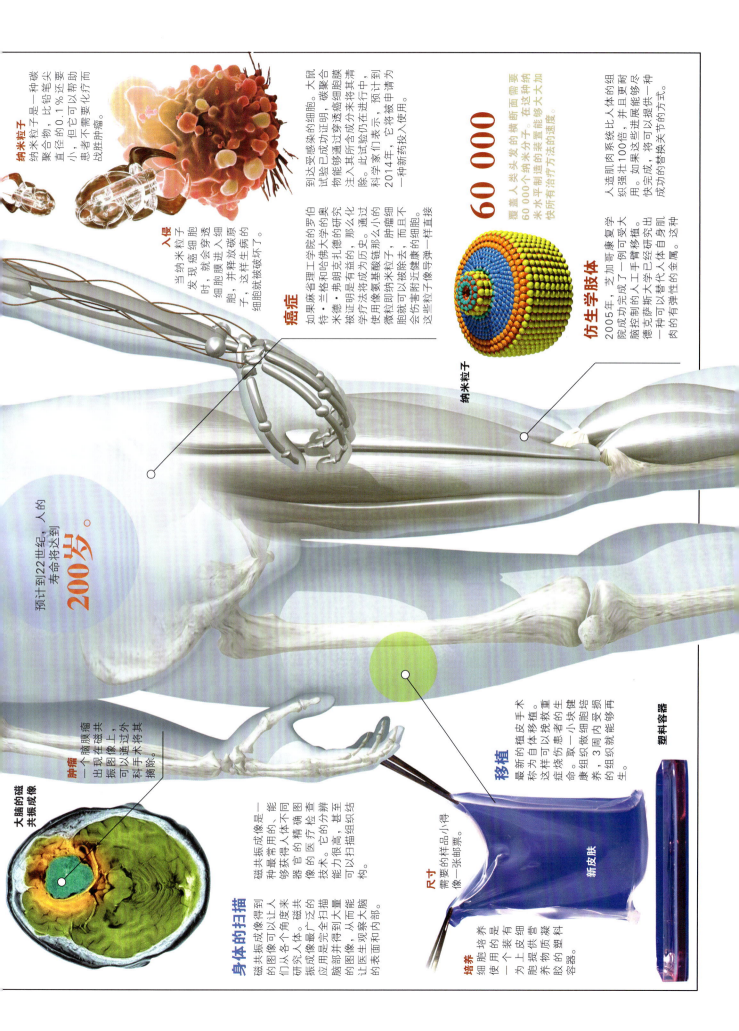

纳米粒子

纳米粒子是一种碳聚合物，比铅笔尖直径的0.1%还要小，但它可以帮助而患者不需要化疗而战胜肿瘤。

入侵

当纳米粒子发现癌细胞时，就会穿透细胞，并释放放它的病的，这样生病的细胞就被破坏了。

癌症

如果麻省理工学院的罗伯特·兰格和哈佛大学的奥米·弗朗克·扎克的研究被证明是有益历史的，那么化学疗法将成为历史。通过使用像氨基酸链那么小的微粒即纳米粒子，肿瘤细胞就可以被除去，而且不会伤害附近健康的细胞。这些粒子像导弹一样直接

到达受感染的细胞。大鼠试验已成功证明，碳聚合物能够穿透癌细胞膜子能够穿透癌其将将注入。其所合成分来将进行中，科学家们表示，预计到2014年，它将被申请为一种新新药投入使用。

60 000

覆盖人类头发的横断面需要60 000个纳米分子。在这种纳米水平制造的装置能够大大加快所治疗方法的速度。

仿生学肢体

2005年，芝加哥康复学院成功完成了一例可受大脑控制的人工手臂移植。德克萨斯大学已经研究出一种可以替代人体自身肌肉的有弹性的金属。这种

人造肌肉系统比人体的组织强壮100倍，并且更耐用。如果这些进展能够尽快完成，将可以提供一种成功的替换关节的方式。

纳米粒子

预计到22世纪，人的寿命将达到
200岁。

肿瘤

一个脑膜瘤出现在磁共振图像上，可以通过外科手术将其摘除。

身体的扫描

磁共振成像可以得到的图像是人们从各个角度来研究人体。磁共振成像应用是最广泛的扫描图像，并得到大量的脑部图像，从而能让医生观察大脑的表面和内部。

磁共振成像是一种最常用的、能够获得人体的器官的医疗检查技术。它的分辨能力很高，甚至可以扫描组织结构。

大脑的磁共振成像

移植

最新的植皮手术称为自体移植。这样的自体可以挽救重症烧伤患者的生命。取一小块健康组织做细胞培养，3周内组织就能够再生。

尺寸

需要的样品小得像一张邮票。

塑料器

新皮肤

培养

细胞培养是使用一个装有上皮细胞供提供营养物质的塑料凝胶容器。

术 语

阿尔茨海默氏病

导致认知障碍的一种特殊类型的中枢神经系统障碍。该病与高龄有关。

癌症

因异常组织团块（恶性肿瘤）的出现及无法控制的增生所致的疾病。

白细胞

也称为白血球。血液中的一种成分细胞，其主要功能是防止感染原入侵机体。

孢子

菌类的生殖细胞。

饱和脂肪

与营养相关的动物源性脂肪。

鞭毛

可见于某些细菌的细丝样结构，用于细胞的运动。

表型

基因型的个体表现。

病毒

介于生物和惰性物边缘的生物体。病毒具有潜在的致病性，可含包裹遗传物质（DNA或RNA）的蛋白质外壳（衣壳）。

雌激素

由卵巢和肾上腺合成的雌性激素。可滋养子宫内膜、卵巢和乳房细胞，促进其生长。

促卵泡激素

参与排卵过程的一种雌性激素。

促效剂

化学产品，与受体相结合（如拮抗剂）并刺激该受体，产生可观察到的作用。英语中该词也指完成某个特定动作的肌肉（主动肌）。

DNA

脱氧核糖核酸。双螺旋形有机分子，含有个人的遗传编码信息。

大脑皮层

由大脑表面的灰质构成，是中枢神经系统最大的一部分。大多数高级功能发生在该皮层。

代谢

在细胞内进行的一组连续的化学反应，用简单的物质合成复杂的物质或将复杂的物质分解为简单的物质，例如消化过程。人体功能在静息和空腹条件下的代谢水平称为基础代谢。

胆固醇

可见于人体组织和血浆中的不饱和脂肪。当其浓度升高时，也可见于肝脏、脊髓、胰腺和大脑。胆固醇可通过某些食物被摄入，经由肝脏合成，然后以高密度脂蛋白胆固醇的形式进入血液（该物质具有保护作用），或者以低密度脂蛋白的形式进入血液，当该物质浓度过高时可导致动脉粥样硬化的发生。

蛋白质

构成细胞部分组件的物质。由一个或多个氨基酸链构成，是构成生命及让生命发挥功能的基础所在，如酶类、激素和抗体。

等位基因

种群中某个基因的变种，具有可编码的特定属性。一个二倍体细胞含有一个分别来自父母双方并编码其各自特征的等位基因。

动脉

将血液从心脏输往全身的血管。

动脉高血压

血压升高，收缩压大于140毫米汞柱，且舒张压大于90毫米汞柱。

动脉硬化

动脉内壁中脂类（尤其是胆固醇）的累积是循环系统疾病的主要诱因之一。

反射

神经系统对刺激的反应所产生的自主或无意识的反应。

钙化

骨骼形成所必需的微量元素钙的固定。

睾酮

与男性的第一性征及第二性征相关的雄性激素。主要由睾丸生成，另有少量由肾上腺生成，女性则由卵巢分泌。

关节

骨骼或骨骼器官相互连接的部分。

关节炎

可能由多种原因导致的关节的炎症。

过敏原

能够激发过敏反应的物质或材料。

合成

两个或更多的分子相结合而形成一个较大的

分子的化学过程。

核糖体

位于细胞质中的一种细胞器，根据核酸所提供的信息来指导合成蛋白质。

红细胞

也称为红血球，能够携带氧气。

弧菌

形似逗号的细长的且拥有一根鞭毛的细菌种属，如可导致霍乱的细菌。

基因

染色体的信息单位，DNA分子中具有特定功能的核苷酸序列。

基因型

单个细胞或一个生物体关于单个特征或一组特征的基因组成，个体中展示的所有基因的总和。

基因组

染色体及其基因的整个复合物，一个细胞或个体中的遗传物质的整体。

激光

由受激发射的光放大产生的辐射，是不同频率的人造光。由于其光束的相干性，其能量能够被人为控制。

激素

腺体分泌的产物，其功能是刺激、抑制或调节人体其他腺体、系统或器官的功能。

减数分裂

一种细胞分裂类型，在该过程中，二倍体细胞的细胞核进行2次连续分裂之后产生4个单倍体细胞核。这种分裂机制可以生成配子或孢子。

脚癣

由某些种属的真菌所致的皮肤感染。

拮抗剂

抑制或干扰其他物质（激素或酶）作用的物质。英语中该词也指在同一个解剖部位中具有相反作用的肌肉（拮抗肌）。

精液

精子与男性生殖系统所产生的液体物质的混合物。

静脉

将脱氧血输送至心脏的血管。

抗生素

杀死某些微生物或阻止其生长和传播的药物。用来治疗感染。

抗原

进入动物体内后会引起防御反应（如抗体形成）的物质。

离子

因其正常结构中获得或丢失电子而带电荷的原子或分子。

淋巴瘤

起源自淋巴系统的肿瘤类疾病。

淋巴系统

淋巴管和淋巴结的组合，独立于血流。在人体内具有渗透平衡的作用，还可激活免疫系统。

淋巴细胞

属于白细胞，可见于血液和淋巴系统中。

淋巴液

淋巴系统中流动的液体。

螺旋菌

长有鞭毛的螺旋形细菌。

滤泡

位于皮肤或黏膜中的囊状腺体。

酶

协助调节细胞的化学过程的蛋白质，通常可触发或加速化学反应。

迷走神经

又称气胃神经，是12对脑神经中的第10对。该神经起源自脑干，支配咽、食管、喉、气管、支气管、心脏、胃和肝脏。

免疫系统

以血液和淋巴系统为主的系统，被激活后可防护人体抵御疾病。

纳米技术

用来制造微观设备的工业技术。

囊胚

桑椹胚经过分裂所形成的细胞团块，将发育成胚胎。

内质网

由膜构成的一种网状细胞器，连接细胞核与

高尔基氏体。蛋白质在其中合成。

帕金森氏病

由于神经递质多巴胺的缺乏所引起的神经疾病。

排卵

卵巢通过输卵管释放成熟卵细胞的过程。

胚胎

精子使卵细胞受精之后的产物,可发育成为成年生物体。

RNA

核糖核酸,与DNA相似,但是用来将DNA的拷贝传递至蛋白质的合成场所——核糖体。

染色体

携带基因的结构,存在于每个真核细胞的细胞核中。

桑椹胚

多细胞生物体发育的早期阶段,由16~64个细胞构成,继而发育成囊胚。

神经递质

负责将神经冲动传递越过神经元突触的化学物质。

渗透

水通过半透膜的扩散过程。

生长激素

人体生长激素,由垂体腺(脑垂体)分泌。

受精

精子与卵细胞的结合。

受精卵

受精之后,精子和卵细胞相结合所形成的二倍体细胞,又称为卵子。

缩宫素

由下丘脑合成的一种雌性激素,被转运至垂体,然后释放到血液中。在女性体内该激素主要具有引起泌乳反射和子宫收缩的作用,也有其他功能。

胎儿

妊娠期内从第3个月到出生期间的人体。

糖

被称为碳水化合物的有机化合物的通用名。

糖尿病

因代谢紊乱所致的以血糖水平升高为特征的慢性疾病。

透明带

保护卵细胞的外壳。在受精过程中,精子必须穿越这层结构。

维生素

确保生命机能均衡和组织构成的一类有机物。它们分别用字母命名。

系统性

用来描述影响数个器官或整个机体的疾病。

细胞核

细胞质中的细胞组件。细胞核中含有细胞内几乎全部的DNA。

细胞膜

所有生命细胞的弹性外壳,里面含细胞质。细胞膜调节细胞与外界的水和气体的交换。

细胞质

真核细胞中被细胞膜包裹的物质。

细菌

通过一分为二的二分裂方式进行繁殖的微生物。有无害的细菌、可致病的细菌,还有对人体有益的细菌。

纤毛

毛发状的微小的细胞附件,用于细胞在液体介质中的运动。

显性

无论伴随的等位基因如何作用,基因均可明确显示其影响的功能属性。

线粒体

真核细胞中由两层膜包围而成的一种细胞器。在线粒体中,通过糖和其他物质的分解获得ATP(三磷酸腺苷)——这是有氧呼吸的最后一步。

心绞痛

位于胸骨后区域的压迫样疼痛,由于心肌中富氧血的供应不足所致。

雪旺氏细胞

分泌脂类绝缘物质髓磷脂的细胞。该细胞包裹神经纤维,防止从人体的神经元向远处传播的电信号速度的损失。

血管形成

新血管在器官或组织中的生长(正常或异常,取决于具体情况)。

血红蛋白

与含有铁原子的卟啉相关的蛋白（球蛋白），见于红细胞内部，可运输氧气。

血栓

在静脉或动脉内形成的固体血块。如果血栓通过循环系统转移，则称为栓子，该物质可引起栓塞。

血小板

血液中参与凝血过程的细胞成分。

氧合血红蛋白

携带氧气的动脉血中的血红蛋白。

胰岛素

由胰腺分泌的一种激素，负责调节人体中葡萄糖的代谢。

移植

将活组织从一个生物体（活体或非活体）植入到另一个活的生物体。

移植/移植物

将来自同一个或另一个生物体的一个部位的部分活组织植入一个生物体的过程。也指被植入的该部分组织。

有丝分裂

由母体细胞分裂成两个相同细胞的细胞分裂形式。

原生生物

栖居于水介质中，通过二分裂繁殖的单细胞异养微小生物体。

孕酮

参与月经周期和妊娠的雌性激素。

真菌

属于真菌王国的单细胞或多细胞生物体。

真菌病

真菌引起的感染。

脂类

主要由氢元素和碳元素组成的有机化合物，最为人所熟知的是胆固醇和食用油。

中枢神经系统

由大脑和脊髓构成的结构。

肿瘤

可导致体积增大的组织异变。

主动脉

人体内最大的动脉，起始于心脏的左心室。该血管在达到膈膜之前称为胸主动脉，在膈膜之后则称为腹主动脉，之后分为两支髂动脉。

转录

将DNA的基因编码复制到另一个分子中，如RNA。

转移

指癌组织的扩散，使其能够侵袭癌组织发病器官之外的其他器官。

自主神经系统

神经系统的一部分，管控那些不受意志控制的过程（如心律、瞳孔扩张、胃收缩等）。该系统包括交感神经系统和副交感神经系统。

组织

执行共同功能的相同细胞的组合。

索 引